Kohlhammer *Pflege*

Wissen und Praxis

Der Autor:

Friedhelm Henke ist Krankenpfleger und Lehrer für Pflegeberufe am IWK (Institut für Weiterbildung in der Kranken- und Altenpflege) der DAA (Deutsche Angestellten Akademie) in Gütersloh.

Friedhelm Henke

Pflegeplanung nach dem Pflegeprozess

individuell – prägnant – praktikabel

2., vollständig überarbeitete und erweiterte Auflage

Verlag W. Kohlhammer

Dieses Werk einschließlich aller seiner Teile ist urheberrechtlich geschützt. Jede Verwendung außerhalb der engen Grenzen des Urheberrechts ist ohne Zustimmung des Verlags unzulässig und strafbar. Das gilt insbesondere für Vervielfältigungen, Übersetzungen, Mikroverfilmungen und für die Einspeicherung und Verarbeitung in elektronischen Systemen.

Die Wiedergabe von Warenbezeichnungen, Handelsnamen und sonstigen Kennzeichen in diesem Buch berechtigt nicht zu der Annahme, dass diese von jedermann frei benutzt werden dürfen. Vielmehr kann es sich auch dann um eingetragene Warenzeichen oder sonstige gesetzlich geschützte Kennzeichen handeln, wenn sie nicht eigens als solche gekennzeichnet sind.

2., vollständig überarbeitete und erweiterte Auflage 2003

Alle Rechte vorbehalten
© 2000/2003 W. Kohlhammer GmbH Stuttgart
Umschlag: Gestaltungskonzept Peter Horlacher
Gesamtherstellung:
W. Kohlhammer Druckerei GmbH + Co. Stuttgart
Printed in Germany
3-17-017476-2

Vorwort zur 1. Auflage

Zur Erstellung einer individuellen Pflegeplanung muss die Pflegeperson umfassende fachliche Kenntnisse besitzen und in der Lage sein, diese auch in die Praxis umzusetzen. Dazu sind hier die wesentlichen Inhalte der Pflegeplanung kompakt zusammengefasst. Gleichzeitig werden die Vorteile einer humanistisch orientierten, ganzheitlichen und individuellen Pflege transparent gemacht. Weiterhin wird anhand relevanter grundlegender Aspekte wie Pflegestandards, Qualitätssicherung und Computerunterstützung die Bedeutung der Pflegeplanung für die Praxis hervorgehoben. Anhand eines Fallbeispiels aus der Pflegepraxis wird abschließend eine exemplarische Pflegeplanung vorgestellt.

Ich wünsche allen viel Erfolg, die Vorteile der leider oft sehr theoretisch erscheinenden Pflegeplanung stärker in die Praxis einzubringen und damit die Profession und Eigenständigkeit des Pflegeberufes weiter zu fördern.

Friedhelm Henke   Anröchte-Berge, im Sommer 2000

Vorwort zur 2. Auflage

Nach weniger als zwei Jahren ist die erste Auflage der „Pflegeplanung – Hilfen zur praktischen Umsetzung" bereits vergriffen. In dieser vollständig überarbeiteten und erweiterten zweiten Auflage wurden u.a. zahlreiche Arbeitsblätter zur Wiederholung und Einübung wichtiger Inhalte aufgenommen. Zudem wurde das Format verändert, um die Pflegeplanung (insbesondere die Formblätter und Screenshots) prägnanter darzustellen und um deren Praktikabilität zu betonen. Ich wünsche mir, dass dieses Buch eine gute Hilfe für die Umsetzung der Pflegeplanung in die Praxis bietet. Eine individuelle Pflegeplanung ist anhand eines Fallbeispiels nur theoretisch möglich und zeigt ihre Vorteile erst in der Praxis – am realen Patienten. Die exemplarischen Pflegeplanungen im letzten Kapitel sind Orientierunghilfen. Eine professionelle Pflege zeichnet sich dadurch aus, dass sie Theorie und Praxis reflektiert und sich so auf Ihrem Weg zur Ganzheitlichkeit etabliert.

An dieser Stelle danke ich der Buchner Pflegeorganisation, vor allem der Produktmanagerin Frau Moll, Herrn Rückert vom C&S Institut, Herrn Dr. Lorenz und Herrn Leese von der GWI Medica GmbH, Herrn Kesselmeier von den Connext Communication GmbH sowie dem Lektorat Pflege des Kohlhammer Verlages, besonders meiner Lektorin Frau Sabine Mann, für die freundliche und kompetente Zusammenarbeit.

Friedhelm Henke   Anröchte-Berge, im August 2002

Inhalt

Vorwort zur 1. Auflage............................ 5

Vorwort zur 2. Auflage............................ 6

1	Grundlegende Aspekte zur Pflegeplanung........	9
1.1	Begriffserklärungen........................	9
1.1.1	Pflegeplanung............................	9
1.1.2	Individuelle Pflege........................	9
1.1.3	Pflegeprozess............................	12
1.1.4	Arbeitsblatt 1: „Individuelle Pflegeplanung"......	14
1.2	Historischer Hintergrund....................	15
1.3	Rechtliche Grundlagen.....................	18
1.3.1	Krankenpflegegesetz.......................	18
1.3.2	Altenpflegegesetz.........................	20
1.3.3	Dokumentationspflicht.....................	20
1.3.4	Schweigepflicht..........................	21
1.3.5	Pflegequalitätssicherungsgesetz...............	25
1.3.6	Arbeitsblatt 2: „Rechtliche Grundlagen der Pflegeplanung"............................	26
1.4	Leitbildorientierungen......................	27
1.4.1	Begriffserklärungen........................	27
1.4.2	Bedürfnispyramide........................	28
1.4.3	ATLs /AEDLs............................	29
1.5	Pflegestandards...........................	39
1.5.1	Funktionen..............................	39
1.5.2	Unterscheidungskriterien....................	44
1.6	Qualitätssicherung........................	45
1.6.1	Qualitätskriterien.........................	45
1.6.2	Qualitätsdimensionen......................	51
1.6.3	Qualitätsstufenmodell......................	53
1.6.4	Qualitätszirkel............................	57
1.6.5	Geeignete Organisationsformen...............	59
1.6.6	Arbeitsblatt 3: „Qualitätssicherung"............	61
1.7	Computerunterstützte Pflegeplanung............	62
1.7.1	Vernetzung..............................	62
1.7.2	Systemverwaltung.........................	63
1.7.3	PLAISIR$^©$...............................	65

2	**Pflegeplanung nach dem Pflegeprozess**	73
2.1	Informationssammlung	73
2.1.1	Beziehungsaufnahme	73
2.1.2	Informationsquellen	75
2.1.3	Erstgespräch	78
2.1.4	Informationserfassung	79
2.1.5	Arbeitsblatt 4: „Informationssammlung"	89
2.2	Ressourcen und Pflegeprobleme	90
2.2.1	Merkmale	90
2.2.2	Formulierungshilfen	93
2.2.3	Arbeitsblatt 5: „Ressourcen und Pflegeprobleme"	96
2.3	Pflegeziele	97
2.3.1	Merkmale	97
2.3.2	Formulierungshilfen	99
2.3.3	Arbeitsblatt 6: „Pflegeziele"	104
2.4	Pflegemaßnahmen	105
2.4.1	Merkmale	105
2.4.2	Formulierungshilfen	107
2.4.3	Arbeitsblatt 7: „Pflegemaßnahmen"	109
2.5	Durchführung der Pflege	110
2.5.1	Berücksichtigung der Individualität	110
2.5.2	Bedeutung der Kooperation	110
2.5.3	Arbeitsblatt 8: „Durchführung der Pflege"	117
2.6	Beurteilung der Pflege	118
2.6.1	Pflegedokumentation	118
2.6.2	Pflegeevaluation	126
2.6.3	Pflegevisite	130
2.6.4	Arbeitsblatt 9: „Beurteilung der Pflege"	131
3	**Exemplarische Pflegeplanungen**	132
3.1	Pflegeplanung nach den ATLs	132
3.2	Pflegeplanung nach den AEDLs	141
3.3	Formblätter	152
3.3.1	Formblatt: Pflegeanamnese stationär	152
3.3.2	Formblatt: Pflegeanamnese Gerontopsychiatrie	154
3.3.3	Formblatt: Pflegeplanung	157
3.3.4	Formblatt: Dokumentation der Pflegevisite I und II	158
3.3.5	Formblatt: Qualitätsbeurteilung/Evaluation	160
4	**Lösungen**	162
5	**Zusammenfassende Übersicht**	171
	Liste der Abbildungen und Formblätter	172
	Literaturverzeichnis	173
	Stichwortverzeichnis	176

1 Grundlagen der Pflegeplanung

1.1 Begriffserklärungen

1.1.1 Pflegeplanung

> **Definition:** Geplante Pflege ist die gedankliche und schriftliche Vorwegnahme von Pflegetätigkeiten, das heißt eine vorhandene Situation (Ist-Zustand) wird in eine neue Situation (Soll-Zustand) umgewandelt.

Es handelt sich also um ein dynamisches Geschehen, das über verschiedene Zwischenziele zum Endziel führt. Dieses Geschehen spielt sich immer zwischen Gesundheit und Krankheit ab. Der Begriff „Pflegeplanung" spricht für eine patientenorientierte Pflege. Dabei steht nicht die Krankheit, sondern der Mensch im Vordergrund. Die Pflege wird zunächst gedanklich und schriftlich vorweggenommen, um sicherzustellen, dass sie speziell auf den Patienten mit seinen Möglichkeiten, Bedürfnissen und Problemen abgestimmt ist.

Ziel

1.1.2 Individuelle Pflege

Die Schwierigkeit, **Pflege** zu definieren zeigt, wie schwer sich die Pflege mit dem berufskundlichen Wandel weg von der Fremdbestimmung hin zur Selbstbestimmung tut.

> **Definition:** Der ICN (International Council of Nursing) definiert **Pflege** wie folgt:
> - Krankheiten verhüten
> - Leiden lindern
> - Gesundheit beibehalten
> - Gesundheit wiederherstellen
> - würdiges Sterben ermöglichen.

Die Pflegetheorien befassen sich ebenfalls mit diesen Elementen, sind aber zum Teil aus sehr unterschiedlichen Perspektiven geschrieben. Angesichts der aufgeführten fünf Elemente ist es interessant, die

Pflegetheorien

Definitionen von **Gesundheit** und **Krankheit** der Weltgesundheitsorganisation (WHO) zu betrachten.

> **Definition:** Unter Gesundheit versteht die WHO einen „(...) Zustand des völligen körperlichen, geistigen und sozialen Wohlbefindens." Krankheit beschreibt die WHO als einen „(...) Zustand körperlicher, geistiger und sozialer Unangepasstheit und mangelnden oder fehlenden Wohlbefindens."

Ganzheitliche Pflege

Aus den vielen Definitionen, wie sie in Pflegetheorien zu finden sind, lässt sich festhalten, was eine **ganzheitliche Pflege** bedeutet:

- die körperlichen, geistig-seelischen und sozialen Bedürfnisse der anvertrauten Menschen zu erkennen und zu beurteilen;
- unter Einbeziehung dieses Wissens individuelle und umfassende Pflege zu planen und zu gewährleisten;
- pflegerische und therapeutische Handlungen des eigenen Verantwortungsbereiches korrekt auszuführen;
- bei der Wiedereingliederung des Kranken und Behinderten in deren Lebensraum mitzuwirken (z. B. Motivation);
- Gesunde und Kranke durch Kontaktaufnahme zu motivieren, ihre Gesundheit zu erhalten und wieder zu erlangen (z. B. Ernährungsberatung und Aufklärung über das Raucherrisiko);
- individuelle Begleitung, Betreuung, Beratung und Versorgung von Kranken, Behinderten und Alten zu verwirklichen;
- für eine positive Zusammenarbeit in der Gruppe verschiedener Gesundheitsberufe zum Wohle des Menschen zu sorgen;
- für eine positive Zusammenarbeit mit den Angehörigen bzw. mit Bezugspersonen zum Wohle des Betreuten zu sorgen.

Menschlichkeit

Aus dem christlich-humanistischen Menschenbild ergibt sich ein ganzheitliches Pflegeverständnis. Pflege wird dabei als verantwortungsbewusstes und kompetentes Handeln verstanden. Das christlich-humanistische Menschenbild erklärt sich damit, dass man sich dort, wo der Mensch ins Spiel kommt, nicht auf reine Rationalität beschränken kann. Wird das Menschliche (das Humane) nicht geachtet, kann Sachlichkeit unmenschlich werden! Folglich ist neben der Sachlichkeit auch die Menschlichkeit bei einer ganzheitlichen und individuellen Pflege zu berücksichtigen. Immer ist die Pflegekraft auch als Persönlichkeit (als Mensch) gefordert und dient als Vorbild für die Pflegebedürftigen, indem sie Ruhe, Sicherheit, Zuversicht, Hoffnung sowie Selbstbeherrschung und Taktgefühl vermittelt.

> **Merke:** Eine ganzheitliche und individuelle Pflege meint das Einbeziehen der ganzen Persönlichkeit mit allen Aktivitäten des täglichen Lebens. Sie bedarf der Pflegeplanung und dem Einbringen der größtmöglichen Energie der Pflegekräfte und der Pflegebedürftigen.

> **Definition:** Der Begriff Humanismus (lateinisch humanitas: Menschlichkeit) steht für eine Geisteshaltung einer Gesellschaft, die von Menschenfreundlichkeit geprägt ist. Darunter wird sowohl die Selbstpflege des Menschen als auch die individuelle Zuwendung zu den Mitmenschen verstanden.

> **Definition:** Der Begriff Individualität meint die persönliche Eigenart, die unverwechselbare Einzigartigkeit eines Lebewesens.

Die Grundrechte in den ersten Artikeln des Grundgesetzes der Bundesrepublik Deutschland schützen die Beachtung der Humanität und Individualität. So steht im Art. 1 (Abs. 1) des Grundgesetzes vor den Grundrechten des Menschen folgendes Bekenntnis zur Menschenwürde:
„Die Würde des Menschen ist unantastbar. Sie zu achten und zu schützen ist Verpflichtung aller staatlichen Gewalt."

Grundrechte

Menschenwürde

Auszug von Grundrechten aus dem Grundgesetz der Bundesrepublik Deutschland

Art. 1 Menschenwürde, Grundrechtsbindung der staatlichen Gewalt
Art. 2 Abs. 1 Freie Entfaltung der Persönlichkeit
Art. 2 Abs. 2 Freiheit der Person
Art. 3 Abs. 1 Gleichheit aller Menschen vor dem Gesetz
Art. 3 Abs. 2 Gleichberechtigung von Mann und Frau
Art. 3 Abs. 3 Chancengleichheit
Art. 4 Abs. 1 Glaubens-, Gewissens- und Bekenntnisfreiheit
Art. 4 Abs. 2 Freiheit der ungestörten Religionsausübung
Art. 4 Abs. 3 Recht auf Kriegsdienstverweigerung
Art. 5 Abs. 1 Meinungs-, Informations- und Pressefreiheit, Kunst und Wissenschaft
Art. 6 Abs. 1 Schutz von Ehe und Familie
Art. 7 Schulwesen
Art. 8 Versammlungsfreiheit
Art. 9 Vereinigungs-, Koalitionsfreiheit
Art. 10 Brief-, Post- und Fernmeldegeheimnis
Art. 11 Freizügigkeit
Art. 12 Berufsfreiheit, Verbot der Zwangsarbeit
Art. 13 Unverletzlichkeit der Wohnung
Art. 14 Eigentum, Erbrecht, Enteignung
Art. 15 Sozialisierung
Art. 16 Verbot der Ausbürgerung, Auslieferung
Art. 16 a Asylrecht
Art. 17 Petitionsrecht
Art. 17 a Grundrechtsbeschränkungen im Wehrbereich
Art. 18 Verwirkung von Grundrechten
Art. 19 Einschränkung von Grundrechten; Wesensgehalt- und Rechtswegegarantie

1.1.3 Pflegeprozess

Dynamik — Der Pflegeprozess spiegelt die **Entwicklung der Pflege am Patienten wider**. Die Pflege steht also nicht schon vorher fest, sondern muss erst noch erarbeitet werden, und zwar in jedem Fall **gemeinsam mit dem Pflegebedürftigen**. Der Pflegeprozess ist ein dynamischer Verlauf zwischen Gesundheit und Krankheit und bildet die Grundlage für eine individuelle ganzheitliche (personenorientierte) Pflege. Er bezieht sich jedoch ebenso auf die **gesunden Kräfte** des Menschen (Ressourcen). So ist der Patient nicht nur Leidender, sondern immer auch ein Mensch mit gesunden Anteilen.

Problemlösung — Der Begriff „Pflegeprozess" impliziert sowohl den Vorgang der Problemlösung in der Pflege (Problemlösungsprozess) als auch den Beziehungsablauf, der zwischen Pflegekräften und Patienten/Bewohner entsteht, durch den die Problemlösung erst verwirklicht wird.

Beziehung — Der Pflegeprozess besteht aus einer Reihe von logischen Schritten, die auf eine Problemlösung, also auf ein **Ziel** hin, ausgerichtet sind und im Sinne eines Regelkreises einen Rückkoppelungseffekt (Feedback) in Form von Beurteilungen und Neuanpassungen enthalten. Wie beschrieben, ist der Pflegeprozess zugleich auch ein **Beziehungsprozess**. Pflegekraft und Patient bzw. Bewohner beeinflussen sich gegenseitig und stehen zueinander in einer Wechselwirkung. Bezüglich ihrer Wahrnehmungen werden beide von verschiedenen Faktoren beeinflusst.

Qualitätssicherung — Der Pflegeprozess befähigt die Pflegenden, Qualitätssicherung zu betreiben (☞ Kap. 1.6). Die Qualitätssicherung ist im Pflegebereich ein relativ neuer Aspekt. Für viele andere Berufszweige, zum Beispiel für die Industrie, ist Qualitätssicherung seit Jahren ein fester Bestandteil bzw. bewährtes Arbeitsmittel.
Bezüglich der Qualitätssicherung bewirkt der Pflegeprozess folgende Veränderungen:

- die Durchführung der Pflegeroutine geschieht bewusster;
- geringe Risiken durch Transparenz der Pflegehandlungen;
- Steigerung der pflegerischen Effizienz;
- Verbesserung der emotionalen Beziehung zum Bewohner/Patienten durch intensive und individuelle Auseinandersetzung (zum Beispiel mit Pflegemodellen);
- Sicherheit für den Patienten/Bewohner und Verringerung des Risikos durch gemeinsame Absprachen im Pflegeteam sowie zwischen dem Pflegeteam und dem Patienten/Bewohner;
- Patienten/Bewohner denken und helfen bei der Gestaltung und Ausführung der Pflege mit;
- Verringerung von Hospitalismus-Schädigungen;
- Qualität wird durch Dokumentation überprüfbar;

- Schutz und Sicherheit des Pflegepersonals durch schriftliche Absicherung bei Vorwürfen und Regressansprüchen;
- Emanzipation des Pflegedienstes durch mehr Verantwortung und Motivation (Herausstellung der Eigenständigkeit der Pflege und somit Gleichstellung mit anderen an der pflegerischen, medizinischen und therapeutischen Versorgung beteiligter Berufsgruppen durch Kooperation (Informationsfluss);
- Pflegenachweise dienen als Argumentationsgrundlage bei der Personalbemessung (Stellenplanverbesserung).

1.1.4 Arbeitsblatt 1: „Individuelle Pflegeplanung"

Was wird bei der individuellen Pflegeplanung beachtet?

a) Welches Grundrecht steht im Artikel 1 (Abs.1) des Grundgesetzes für die Bundesrepublik Deutschland?

_____
_____
_____

b) Geben Sie fünf Beispiele aus dem Pflegealltag für Verletzungen der Grundrechte des Menschen!

❶ _____
_____

❷ _____
_____

❸ _____
_____

❹ _____
_____

❺ _____
_____

c) Welche Bedürfnisse müssen daher bei der ganzheitlichen und individuellen Pflegeplanung berücksichtigt werden?

_____
_____
_____

1.2 Historischer Hintergrund

Bis etwa zur Mitte des 20. Jahrhunderts waren viele Pflegekräfte davon überzeugt, Pflege sei instinktives Handeln. Beleg für den Glauben an die mütterliche Begabung war auch der hohe Anteil von pflegerisch tätigen Frauen. Das patriarchale Pflegeverständnis ist vom Arzt und dessen gehorsamer Schwester gekennzeichnet. Die Pflege konnte nicht geplant werden, da die Pflegemaßnahmen diktiert wurden. Pflegende galten als Hilfsarbeiter, die selbst keine Entscheidungen zu treffen hatten. Gleichwohl erlebten sie in Ermangelung ausreichender männlicher und medizinischer Entscheidungsträger besonders während Kriegszeiten einen Aufschwung an Eigenständigkeit und Wissenschaftlichkeit. Jetzt wurde besonders geschultes Personal erforderlich, das auch selbstständig arbeiten konnte. Die folgenden notwendigen Eigenschaften für die Pflegekräfte aus einem Lehrbuch von 1913 verdeutlichen diesen Zeitgeist.

Pflegeverständnis

[...] „Die Pflegerin muss menschenfreundlich sein und ein mitfühlendes Herz für die Leiden anderer besitzen. Sie muss furchtlos sein und die Ansteckungsmöglichkeit nicht scheuen, die mit dem Pflegedienst verbunden sein kann. Diese Charaktereigenschaften müssen sich mit Neigung für die Krankenpflege verbinden. Wer sich hierüber täuscht, wird im Kriegsdienst bald erlahmen. Ferner gehört ruhige Überlegung auch bei erschütternden Vorkommnissen dazu. Leidenschaftliche, erregte Naturen werden selten gute Helferinnen. Ruhe fördert die so notwendige Ausbildung des Beobachtungsvermögens am Krankenbett. Strenge Wahrheitsliebe und Fügsamkeit auch unbequemen Anordnungen gegenüber ergänzen diese Eigenschaften."[...]
„Frauen von allgemeiner Körperschwäche oder mit Krankheitsanlagen passen nicht in die Krankenpflege. Sie sind gefährdet und können andere gefährden. Der Körper muss so gewöhnt werden, dass eine Unterbrechung der gewohnten Lebensweise die Leistungsfähigkeit nicht beeinträchtigt. Wie der Soldat im Felde, so muss auch die Pflegerin im Dienst zu jeder Zeit essen und schlafen können. Es können Zeiten kommen, in denen beides nur ganz unregelmäßig zu ermöglichen ist." [...] „Eine zarte und leichte Hand gilt allgemein als Vorzug des weiblichen Geschlechts. Aber die Hand muss geübt werden, auch sicher zuzugreifen, ohne weh zu tun. Das ist Gegenstand besonderer Belehrung."
[Körting, G.: Unterrichtsbuch für die freiwillige weibliche Krankenpflege. Berlin: Mittler, 3. Aufl., 1913]

Im Mangel an Pflegekräften im 19. Jahrhundert sahen viele Ordensgemeinschaften arbeitsmarktpolitische Ressourcen. Die bürgerlichen Frauen hätten kaum die Masse an erforderlichen Pflegekräften decken können, da deren Ehemänner aus Prestigegründen nicht selten absolut gegen diese Tätigkeit waren. Schließlich gab es noch die Frauen aus dem Proletariat, welche Pflegetätigkeiten als billige Arbeitskraft ausführten. Sie waren im Gegensatz zu den Ordensleuten ungebildet und morallos und mussten sogar bewacht werden. Sie hatten keine Rechte.

Entwicklung des Pflegeberufs

Die Entwicklung der Krankenpflege von der Berufung zum Beruf begann dennoch im 19. Jahrhundert. Das hierfür ausschlaggebende Ereignis selbst kann sicherlich nicht klar herausgestellt werden. Vielmehr handelt es sich um das Zusammenspiel verschiedener politischer, wirtschaftlicher und gesellschaftlicher Ereignisse. Unter politischem Aspekt wären an dieser Stelle die Befreiungskriege gegen Napoleon, die Neuordnung des Deutschen Reiches und der deutsch-französische Krieg zu nennen. Wirtschaftliche Gesichtspunkte bilden die industrielle Revolution, die Arbeiterbewegung sowie die kapitalistische Großindustrie. Zu den gesellschaftlichen Ereignissen zählen die Trennung der bürgerlichen von der proletarischen Schicht, die Einführung der Sozialversicherungen durch Bismarck, die Aufklärung als Folge der französischen Revolution, die Säkularisierung sowie der Wandel der Familie vom großen Haus zur bürgerlichen Kleinfamilie. Das väterliche Verhältnis, welches die Pflege eng mit

Techniken

der Medizin verbunden hatte, wurde allmählich vom Pragmatismus abgelöst: Die Technik bestimmte immer mehr den Alltag der Pflegekräfte. Das bedeutete für den Pflegeberuf, dass fortan auch den Pflegekräften ein gewisses Know-how zugestanden werden musste. Die Pflegenden erkannten, dass sie fremdbestimmt handelten, obwohl sie schon aufgrund ihrer ursprünglich beabsichtigten Ganzheitlichkeit immer wichtig gewesen waren. Sie hatten diese Machtposition bisher aber nie genutzt, da die Ärzte aus Konkurrenzängsten ihre Herrschaft über die Pflege behalten wollten. So lehrten sie oft nur Halbwissen und wollten auf jeden Fall die Kontrolle über die Ausbildung behalten. Auch die Mutterhäuser befürchteten, dass aus der Macht des Wissens die Chance einer Pflege-Emanzipation erwachsen und sie in der Folge ihre Obrigkeit verlieren könnten.

> **Merke:** All dies unterstützte die These: „Pflegen kann jeder, daher ist keine eigene Pflegewissenschaft erforderlich". Doch die **Pflegewissenschaft** gibt schließlich selbst die Antwort darauf, wie Pflegewissen zustande kommt – nämlich allein durch die Selbstbestimmung der Pflegekräfte!

Die Begründung, die gesamte pflegerische Kompetenz sei den Pflegekräften sozusagen mit in die Wiege gelegt worden, war nach diesen Erkenntnissen nicht mehr haltbar. Ebenso verblassten Ansichten wie: „Die Pflegekräfte sollten froh sein, mit ihrer Arbeit ihre von Gott geschenkte Gabe zur Hilfsbereitschaft und Aufopferung für andere vollkommen ausleben zu dürfen." Stattdessen besannen sich die

Pflegekräfte endlich wieder auf ihren Ursprung, verbunden mit der (späten) Einsicht, mit einer geplanten Ausführung der Pflege zu beginnen. Das systematische Vorgehen wurde zuerst von Bonney und Rothberg (1963) gefordert, wobei sie bereits physische und psychische Elemente differenzierten.

> **Definition:** In ihrem Buch „Der Krankenpflegeprozess" definieren Yura und Walsh 1967 diverse Stadien in der Pflege:
> - Einschätzung
> - Planung
> - Ausführung
> - Bewertung.

Weitere Autoren, wie LITTLE und CARNEWALL (1971), MAYERS (1972), CROW (1977) und MARINER (1971) formulierten ausführlicher, was im Einzelnen unter diesen vier Stadien zu verstehen ist. Die **Einschätzung** beinhaltet demnach einerseits die Betrachtung der Diagnose und andererseits die tiefer greifende Erfassung pflegerelevanter Probleme. Mit der **Planung** wird die Einbeziehung von zuvor festgelegten Zielen sichergestellt. Bedeutsam dabei ist auch die schon damals beabsichtigte Form der **Festlegung von Pflegezielen**. So wurde besonderen Wert auf die gemeinsame Planung der Ziele zusammen mit dem Pflegebedürftigen gelegt. Auch bei der **Ausführung** wurde bereits an die Mithilfe durch den Patienten selbst gedacht. Im Stadium der **Bewertung** ist es ausschließlich Aufgabe der Pflegekraft, das Ergebnis – den Pflegezustand des Patienten – mit den geplanten Pflegezielen zu vergleichen. Das Pflegeverständnis der 80er-Jahre stellt wieder stärker den Menschen in den Mittelpunkt der Pflege. So wird „Pflege" als Dienst am Menschen und an der Gesellschaft betrachtet. Dabei ist der Mensch als ganzheitliches Wesen mit einem Körper, einer Seele und einem Geist sowie zusammen mit seinem sozialen Umfeld zu betrachten. Nachdem die Weltgesundheitsorganisation 1976 zunächst ein Modell des Pflegeprozesses mit vier Stufen veröffentlichte, verfassten VERENA FIECHTER und MARTHA MEIER 1981 schließlich insgesamt sechs ausdifferenzierte Schritte der Pflegeplanung, an denen sich die Pflegeplanung heute orientiert. Angesichts ihres prozesshaften Charakters werden sie hier als Regelkreis dargestellt (☞ Abb. 1).

Krankenpflegeprozess

Die ganzheitliche und individuelle Betrachtung der Pflegebedürftigen umfasst viele Aspekte, die in naher Zukunft noch detaillierter herausgestellt werden. Gegenwärtig verhindern dabei jedoch unüberwindbare finanzielle Probleme die Umsetzung. Die Definition des Pflegebegriffs ist ebenso interpretationsbedürftig wie Erklärungen zu den Begriffen Gesundheit und Krankheit. Die Diskrepanz zwischen Anspruch und Wirklichkeit ist sehr groß, denn die Finanzierung der „Pflege" stellt ein großes Problem dar. Wie aus demo-

Finanzierungsproblem

Pflegekosten

grafischen Statistiken bekannt ist, steigt der Bedarf an pflegerischer Versorgung zukünftig enorm an. Das Bild der umgekehrten Bevölkerungspyramide beängstigt nicht nur im Hinblick auf die Finanzierung der Renten, sondern insbesondere auch hinsichtlich der Pflegeversicherung und damit der Finanzierung der Pflegebedürftigen. Dieser gesellschaftlichen Entwicklung soll mit dem Kunststück der zunehmenden Pflegequalität bei abnehmenden Pflegekosten begegnet werden. Die Entwicklung der Pflegequalität kostet jedoch Geld, und auch bei bestehenden Qualitätsstandards sind laufende Kontrollen als sichernde Faktoren weiterhin erforderlich und sinnvoll.

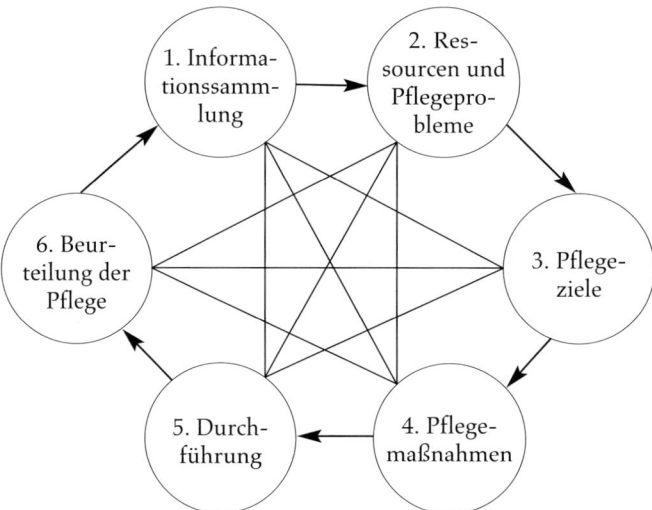

Abbildung 1: Die sechs Schritte des Pflegeprozesses

Pflegedokumentation

Mit der Novellierung der Bundespflegesatzverordnung wurden Krankenhäuser zur Erstellung von Kosten- und Leistungsnachweisen verpflichtet. Bislang hatte der Pflegebereich seine Sachkosten nicht konkret erfasst. Wenn überhaupt, dann flossen Kostennachweise in die Kostengruppen der Medizin ein (z. B. fiel pflegerischer Bedarf unter die Rubrik des medizinischen Bedarfs). Ein sachbezogenes Budget kann aber schließlich nur erfolgen, wenn der Pflegeaufwand pro Patient erfasst wird. Hierfür ist die **individuelle Pflegeplanung** einschließlich einer **umfassenden Pflegedokumentation** ein geeignetes und effizientes Instrument.

1.3 Rechtliche Grundlagen

1.3.1 Krankenpflegegesetz

Die gesetzliche Grundlage der Pflegeplanung aus dem Krankenpflegegesetz vom 04. Juni 1985 bildet der § 4 KrPflG.

§ 4 KrPflG

„Die Ausbildung für Krankenschwestern und Krankenpfleger und für Kinderkrankenschwestern und Kinderkrankenpfleger soll die Kenntnisse, Fähigkeiten und Fertigkeiten zur verantwortlichen Mitwirkung bei der Verhütung, Erkennung und Heilung von Krankheiten vermitteln (Ausbildungsziel). Die Ausbildung soll insbesondere gerichtet sein auf

1. die sach- und fachkundige, umfassende, geplante Pflege des Patienten;
2. die gewissenhafte Vorbereitung, Assistenz und Nachbereitung bei Maßnahmen der Diagnostik und Therapie;
3. die Anregung und Anleitung zu gesundheitsförderndem Verhalten;
4. die Beobachtung des körperlichen und seelischen Zustandes des Patienten und der Umstände, die seine Gesundheit beeinflussen, sowie die Weitergabe dieser Beobachtung an die an der Diagnostik, Therapie und Pflege Beteiligten;
5. die Einleitung lebensnotwendiger Sofortmaßnahmen bis zum Eintreffen der Ärztin oder des Arztes;
6. die Erledigung von Verwaltungsaufgaben, so weit sie im unmittelbarem Zusammenhang mit den Pflegemaßnahmen stehen."

Die erlernte Fähigkeit der sach- und fachkundigen, umfassenden, geplanten Pflege repräsentiert die Qualifikation der genannten Pflegeperson.
Bestandteile der Definition:

- sachkundige Pflege ist sehr auf die Praxis bezogen,
- fachkundige Pflege ist sehr auf die Theorie bezogen,
- umfassende Pflege ist in jeder Situation anzuwenden,
- geplante Pflege ist vor deren Durchführung durchdacht.

Merke: Umfassende Pflege bedeutet folglich, in einem beliebigen Stationsablauf alle Pflegetätigkeiten in den verschiedenen Pflegesituationen selbstständig durchführen zu können. Dabei muss die „geplante Pflege" begründbar und überprüfbar sein. Sie setzt bei der Pflegeperson die Fähigkeit voraus, sich in Gedanken mit einem konkreten Patientenproblem auseinander zu setzen. In der erlernten Fähigkeit der sach- und fachkundigen, umfassenden, geplanten Pflege drückt sich die Qualifikation der Pflegeperson aus.

1.3.2 Altenpflegegesetz

Auch in der Altenpflege [hier am Beispiel des Bundeslandes Nordrhein-Westfalen in § 3 des Altenpflegegesetzes vom 19.06.1994][1] gibt es eine gesetzliche Verankerung.

> **§ 3 AltPflG**
>
> (1) „Die Ausbildung in der Altenpflege soll die Kenntnisse, Fähigkeiten und Fertigkeiten vermitteln, die zur selbstständigen, eigenverantwortlichen und geplanten Pflege einschließlich der Beratung, Begleitung und Betreuung alter Menschen erforderlich sind; sie soll darüber hinaus dazu befähigen, mit anderen in der Altenpflege tätigen Personen zusammenzuarbeiten." [...]

1.3.3 Dokumentationspflicht

Aus juristischen Gründen gilt die Beweislastumkehr. D. h., dass nur das, was dokumentiert ist, als tatsächlich getan gilt.

> **Vorsicht:** Im Falle einer Anklage liegt die Beweispflicht beim Ankläger. Was nicht dokumentiert ist, gilt prinzipiell als nicht durchgeführt.

Beweispflicht

Da im Falle einer Anklage vonseiten eines Patienten/Bewohners die Beweispflicht also bei der Pflegeeinrichtung liegt, sind Pflegekräfte zur Pflegeplanung und zur Pflegedokumentation **verpflichtet!** Die mündliche Informationsweitergabe ist hierbei nicht ausreichend.
An Pflegeschulen muss die Pflegeplanung aus diesem Grund unterrichtet werden, und Kliniken müssen dies den Auszubildenden in der praktischen Ausbildung ermöglichen. Die Dokumentation muss **echt** und **zeitnah** sein.

Echtheit der Dokumentation

In der gesamten Dokumentation darf kein Korrekturmittel (Löscher, Deckfarbe) verwendet werden, es darf nicht radiert und nichts überklebt werden. Fehler sind sofort zu korrigieren. Sie sollen so durchgestrichen werden, dass noch lesbar ist, was darunter gestanden hat. Falsche Eintragungen sind sauber durchzustreichen und mit Datum

---

[1] Auch das bundeseinheitliche Altenpflegegesetz enthält eine entsprechende Formulierung.

und Handzeichen zu vermerken. Zusätzliche Klärung bringt ein Vermerk im Berichtsblatt.

> **Vorsicht:** Nachträgliche Eintragungen und Korrekturen gelten als Fälschung.

Zeitliche Nähe der Dokumentation

Die Dokumentation muss möglichst unmittelbar nach dem Ereignis – oder juristisch ausgedrückt: „ohne schuldhaftes Zögern" – stattfinden. Eintragungen, die verspätet vorgenommen werden, sind problematisch, weil die Gefahr wächst, dass Werte vergessen oder fingiert (erfunden) werden.
Zwei weitere Anforderungen an die Dokumentation sind die **Archivierung** und der **Datenschutz**.

Archivierung

Die Unterlagen sind **bis zu 30 Jahre** nach Abschluss der Behandlung bzw. nach der Inanspruchnahme von pflegerischen, medizinischen und therapeutischen Leistungen unter Verschluss aufzubewahren.

Datenschutz

Zugang zu den Daten haben **übergeordnete Stellen**, wie Gerichte, die Heimaufsicht, der Medizinische Dienst, und außerdem das Pflegepersonal (auch die Heim- und Pflegedienstleitung), Ärzte, Therapeuten und auch der Bewohner/Patient selbst oder dessen Betreuer unter Beteiligung einer fachkompetenten Person (eines Arztes, einer Pflegekraft, eines Therapeuten). Es ist eine Aufteilung der Betreuung in Wohnung, Pflege, Finanzen und in ärztl. Angelegenheiten möglich. Das heißt, nur wer die Betreuung über die ärztl. Angelegenheiten und Pflege inne hat, darf auch Einsicht in die Unterlagen nehmen.

Einsichtnahme

1.3.4 Schweigepflicht

Pflegekräfte erfahren vieles über die Pflegebedürftigen. Sie kennen deren persönlichen Daten wie Name, Alter, Krankheit, Beruf, Wohnort etc. Wenn der zu Pflegende nicht sicher sein kann, dass die Pflegekraft mit den ihr anvertrauten Einblicken vertraulich umgeht, kann das Vertrauensverhältnis der beiden Personen gestört werden.

Schutz der Privatsphäre

> **Merke:** Es gibt drei rechtliche Vorschriften, welche die Privatsphäre schützen sollen: die Verschwiegenheitspflicht, die Bundes- und Landesdatenschutzgesetze sowie der § 203 StGB.

Verschwiegenheitspflicht

Vertragliche Verpflichtungen

Die Verschwiegenheitspflicht unterscheidet sich von der Schweigepflicht. Es handelt sich hierbei u.a. um die vertragliche Verpflichtung im Rahmen des Arbeitsrechts für die Arbeitnehmer zum Schutz von Berufsgeheimnissen (BAT: § 9). Ferner geht es um die Pflicht zur Verschwiegenheit des Arbeitnehmers in Bezug auf Angelegenheiten, die ihm während der Berufsausübung bekannt werden (z. B. Berufsgeheimnis, Industriespionage, Wettbewerbsklausel). Das heißt, dass für einen Zeitraum von zwei Jahren nach Beendigung des Arbeitsverhältnisses ein Wettbewerbsverbot besteht. Die Folgen bei Missachtung der Verschwiegenheitsvorschriften sind Versetzung, Abmahnung und Kündigung des Dienstverhältnisses.

Bundes- und Landesdatenschutzgesetze

Sie gelten für öffentliche und private Stellen und lassen personenbezogene Informationen mit Einwilligung der Betroffenen oder aufgrund der gesetzlichen Grundlagen zur Speicherung und Weiterleitung zu.

§ 203 StGB (Strafgesetzbuch)

Verletzung der Schweigepflicht

Der § 203 StGB gilt für alle Ärzte, Sozialarbeiter, Rechtsanwälte und für Pflegekräfte. Auf Antrag wird bestraft, wer unbefugt ein fremdes Geheimnis offenbart, das ihm in der Berufsausübung anvertraut wurde oder bekannt geworden ist. Als Folge bei Missachtung dieses Paragrafen ist neben einer Geldstrafe auch mit einer Freiheitsstrafe von bis zu einem Jahr zu rechnen.

> **Merke:** Die Schweigepflicht endet nicht mit dem Tod des Pflegebedürftigen. Es handelt es sich um ein höchstpersönliches Recht, das nicht vererbt werden kann. Eine Ausnahme liegt bei einem höherwertigen Interesse der Hinterbliebenen vor. Dabei ist das Interesse der Hinterbliebenen an der Offenbarung größer als das Interesse des Toten an der Geheimhaltung.

Im Absatz 3 § 203 StGB ist ausdrücklich geregelt, dass die Schweigepflicht auch **alle in Ausbildung befindlichen Schüler- und PraktikantInnen** betrifft.
Mit der Einwilligung des Betroffenen dürfen Geheimnisse an Dritte weitergeleitet werden. Diese Einwilligung kann jedoch **jederzeit widerrufen** werden. So kann auch die „Pauschaleinwilligung" bei der Aufnahme eines Patienten oder Bewohners in eine Einrichtung wieder zurückgenommen werden. Erwähnt der Pflegebedürftige dies nicht ausdrücklich in den entsprechenden Situationen, so können die Pflegekräfte von der Gültigkeit der „Pauschaleinwilligung" ausgehen. Aus jeder Einwilligung sollte hervorgehen, gegenüber wem,

hinsichtlich welchen Sachverhalts und zu welchem Zweck Auskünfte erteilt werden können. Dazu reicht die natürliche Einsichtigkeit aus, d. h. es ist **keine Geschäftsfähigkeit** erforderlich. Folglich müssen auch Menschen, die unter Betreuung stehen, bei der Einsichtsfähigkeit persönlich befragt werden, ob Informationen über sie weitergegeben werden dürfen. Dabei sind **Zeugen** empfehlenswert. Gegebenenfalls können ein Arbeitskollege, ein Bettnachbar oder der Betreuer als Zeugen auftreten. Bei Minderjährigen (bis zum 14. Lebensjahr) geht man davon aus, dass sich diese nicht selbst von der Schweigepflicht entbinden können, sondern dies nur durch die Erziehungsberechtigten erfolgen kann. Aus Gründen der Beweissicherung ist eine schriftliche Entbindung von der Schweigepflicht ratsam, allerdings nicht zwingend vorgeschrieben. Erklärungen von nahen Verwandten sind unwirksam, denn **nur der Patient selbst** kann den Arzt bzw. die Pflegekraft von der Schweigepflicht entbinden.

Einsichtsfähigkeit

> **Hinweis:** Zum Beispiel kann der Ehemann nicht einen Arzt, der dessen Frau behandelt, von der Schweigepflicht hinsichtlich der Krankheit seiner Frau gegenüber Dritten entbinden. **Rechtfertigungsgründe** bei Verletzung der Schweigepflicht sind „Einwilligung" und „Notstand".

Die Offenbarung persönlicher Daten ist zulässig bei folgenden Punkten:

Voraussetzungen

- Anzeigepflicht
  Bei gesetzlicher Mitteilungspflicht besteht eine Anzeigepflicht – etwa dann, wenn jemand eine Straftat plant. Die §§ 138 und 139 des StGB verpflichten zur Anzeige geplanter Verbrechen wie Mord, Totschlag, Raub, wenn dadurch die Ausführung oder der Erfolg noch abgewendet werden kann.
- Meldepflicht
  - nach dem Personenstandsgesetz bei Geburt und Tod;
  - nach dem Infektionsschutzgesetz besteht bei den in § 6 IfSG aufgeführten Krankheiten Meldepflicht bei Krankheitsverdacht, Erkrankung und Tod. Zudem sind im § 7 des Gesetzes meldepflichtige Nachweise von diversen Krankheitserregern aufgeführt.
- Wahrung eines Interesses, das höherwertig ist, als der „Schutz der Privatsphäre".
  Hier spricht man von einer so genannten Notstandsklausel. Entscheidend ist hierbei immer der Einzelfall. Beispiele bilden die Durchsetzung von Interessen im Zivilprozess (z. B. Einklagen von Geldforderungen) und die Verteidigung im Strafrecht. Auch die Mitteilungen an Hinterbliebene eines verstorbenen Patienten sind hierunter zu fassen. Die Pflegekraft darf diese über den Tod des Bewohners/Patienten hinaus in Kenntnis setzen.

Vorsicht: Eine leichtfertige und sorglose Inanspruchnahme der Notstandsklausel darf auf keinen Fall erfolgen!

Fremde Geheimnisse

§ 203 StGB dient dem Schutz des Vertrauensverhältnisses zwischen dem Pflegebedürftigen und den von ihm Verpflichteten. Geschützt wird nicht nur das Interesse des Einzelnen (Intimsphäre, Schutz des persönlichen Lebens), sondern auch das Interesse der Allgemeinheit daran, dass die Ärzte, Zahnärzte und Pflegekräfte ihr Wissen nicht unbefugt weitergeben. Gegenüber dem Patienten selbst besteht aber **weder eine Schweigepflicht noch ein Schweigerecht!** Durch Schweigegebote bleibt die ärztliche Pflicht, dem Patienten gegenüber Auskünfte zu geben bzw. die erforderliche Aufklärung des Patienten sicherzustellen, unberührt. Nach § 203 des StGB ist ein „fremdes Geheimnis" eine Tatsache, die nur einem Einzelnen oder einem beschränktem Personenkreis bekannt ist und an deren Geheimhaltung der Betroffene ein zu schützendes Interesse hat. Diesbezüglich sind nach Artikel 1 und 2 des Grundgesetzes die **Menschenwürde** und die **Freie Entfaltung der Persönlichkeit** zu nennen. Fremde Geheimnisse sind biografische Daten, wie Name, Familienstand, Beruf, finanzielle Verhältnisse, sowie Charaktermerkmale, psychische Erkrankungen und körperliche Besonderheiten – z. B. Infektionserkrankungen und gynäkologische Erkrankungen. Weiterhin zählen hierzu ausgeübte Straftaten und selbst die Anwesenheit im Krankenhaus oder in einer anderen Pflegeeinrichtung. Daher wird im Aufnahmevertrag oft eine entsprechende Einwilligung verlangt.

Merke: Auch die gesamte Dokumentation – Befunde, Diagnosen, Therapien und Berichte – sind ein sog. fremdes Geheimnis!

Weitergabe

Ein fremdes Geheimnis ist **anvertraut** worden, wenn die entsprechenden Tatsachen mitgeteilt wurden oder wahrgenommen bzw. beobachtet werden konnten. **Bekannt** geworden ist es, wenn der zur Verschwiegenheit Verpflichtete durch seine Berufsausübung ohne einen entsprechenden Anvertrauungswillen Kenntnis davon erlangte. Dies ist im Rahmen der Pflegeplanung häufig der Fall.
Um das Offenbaren eines fremden Geheimnisses als **unbefugt** anzusehen, genügt die **einfache Weitergabe des Wissens an eine andere unbefugte Person**, die nicht dem Kreis der zum Wissen Berufenen (dem sog. therapeutischen Team) angehört. Das kann zum Beispiel durch offenes Herumliegenlassen von Pflegedokumentationen passieren. Ferner kann es dadurch erfolgen, dass es fremden Personen gestattet wird, bei der Mitteilung vertraulicher Informationen mitzuhören. Die Weitergabe von Informationen ist im Allgemeinen innerhalb des den Pflegebedürftigen behandelnden und pflegenden Teams zulässig, so weit nicht im Einzelfall etwas anderes geboten ist.

1.3 Rechtliche Grundlagen

Vorsicht: Es darf aber nur das Notwendigste, was mit der Behandlung/Pflege im direkten Zusammenhang steht, mitgeteilt werden. Details aus der Intimsphäre des Pflegebedürftigen, die nicht unbedingt erforderlich sind, dürfen **nicht** weitergegeben werden.

So besteht auch eine Schweigepflicht für die Angehörigen der Heilberufe untereinander, d. h., zwei Ärzte oder zwei Pflegende verschiedener Stationen dürfen sich wohl über **den speziellen Fall** unterhalten, jedoch nicht den Namen des betreffenden Patienten nennen. Auch gegenüber den **Angehörigen** – den Kindern und dem Ehegatten – des Patienten besteht eine Schweigepflicht. Um sich Klarheit zu verschaffen, sollte der Pflegebedürftige gefragt werden, ob und in welchem Umfang Mitteilungen an die Angehörigen gemacht werden dürfen. Der mutmaßliche Wille des Bewohners/Patienten gilt nur, wenn der wirkliche Wille nicht erforscht werden kann.

Mutmaßlicher Wille

1.3.5 Pflegequalitätssicherungsgesetz

Das Pflegequalitätssicherungsgesetz (PQsG) dient der Stärkung der Verbraucherrechte sowie der Sicherung und Weiterentwicklung der Pflegequalität. Die Träger von Pflegeeinrichtungen werden verpflichtet, die Qualität der Leistungen ihrer Einrichtungen in regelmäßigen Abständen durch unabhängige Sachverständige oder Prüfstellen nachzuweisen. Damit stärkt das Pflegequalitätssicherungsgesetz die Pflegeselbstverwaltung! Der Träger von Pflegeeinrichtungen ist verpflichtet, für jede Einrichtung ein umfassendes und einrichtungsinternes Qualitätsmanagement einzuführen und weiter zu entwickeln. Das Pflegequalitätssicherungsgesetz konkretisiert die Auflagen des Pflegeversicherungsgesetzes.

Inhalt und Ziele

Der § 137 des SGB V (Sozialgesetzbuch) macht eine schriftliche Fixierung der Pflege erforderlich:
„Krankenhäuser haben sich an Maßnahmen der Qualitätssicherung zu beteiligen und sicherzustellen, dass diese sich auf die Qualität der Behandlung, der Versorgungsabläufe und der Behandlungsergebnisse erstreckt. Die Maßnahmen müssen so gestaltet sein, dass vergleichende Prüfungen ermöglicht werden."

Im § 80 Abs. 2 SGB XI ist die Notwendigkeit der Pflegeplanung und ihrer kontinuierlichen Bearbeitung festgeschrieben. Zugelassene Pflegeeinrichtungen sind verpflichtet, sich an Maßnahmen der Qualitätssicherung zu beteiligen. Prüfungen durch den Medizinischen Dienst oder von bestellten Sachverständigen sind zu ermöglichen. Die Prüfungen betreffen die Pflege, Versorgungsabläufe und Pflegeergebnisse. Die Pflegeplanung untermauert den in der Einschätzung durch den Medizinischen Dienst gewonnen Pflegebedarf.

1.3.6 Arbeitsblatt 2: „Rechtliche Grundlagen der Pflegeplanung"

§ Kreuzworträtsel:
Was ist für eine korrekte Dokumentation besonders wichtig?

a) Aufbewahrung/Sammlung von wichtigen Unterlagen
b) Angaben und Zahlenwerte
c) Kernbotschaft des § 203 StGB
d) Schriftliche Fixierung
e) ein klarer Beleg im Rechtsstreit
f) Rechtfertigungsgrund
g) Erlaubnis
h) Rechtsvorschrift
i) Abkürzung für Pflegequalitätssicherungsgesetz
j) Beweisperson
k) ist nach dem Personenstandsgesetz meldepflichtig
l) eine Kontrollbehörde für Pflegeeinrichtungen

Lösungswort: _ _ _ _ _ _ _ _
                1 2 3 4 5 6 7 8

1.4 Leitbildorientierungen

1.4.1 Begriffserklärungen

> **Definition:** Ein Pflegeleitbild ist eine Abhandlung abstrakter pflegerischer Aussagen. Der Leitbild-Begriff ist polysem, d. h. er hat verschiedene Bedeutungen und kann auf verschiedenen Ebenen, praxisfern oder praxisnah interpretiert werden.

Andere Begriffe, die im Zusammenhang mit Leitbildorientierungen auch genannt werden, sind „Modell", „Konzept" und „Theorie". Der Übergang zwischen den Begriffen ist fließend, d. h. es gibt keine klare Abgrenzung. Ein Unterscheidungsmerkmal bildet die Praxis- bzw. Theorielastigkeit. Ein **Modell** ist eine visualisierte Idee, ein **Muster,** eine abstrakte Darstellung eines Sachverhaltes, eine Analogie von etwas, das nicht direkt betrachtet werden kann. Es bildet Wirklichkeit ab und dient als Richtschnur zum Denken und zum Handeln. **Modelle** sind im Gegensatz zu **Theorien** eher **praxisbezogen.** Sie sind i. d. R. nicht übertragbar, da sie kaum übergeordnete wissenschaftliche Kriterien erfüllen. **Konzepte** sind etwas höher anzusiedeln als **Modelle** und lassen sich leichter auf andere Bereiche übertragen. Sie stellen zusammenhängende gedankliche Entwürfe mit mehr oder weniger abstrakten, klar umrissenen Grundvorstellungen dar. Es werden logische Zusammenhänge und deren Erläuterungen aufgezeigt. **Theorien** sind gegenüber **Modellen** relativ unabhängig von der Praxis, wissenschaftlich begründet und häufig sehr praxisfern. Sie bilden ein System wissenschaftlich begründeter Aussagen, in denen bestimmte Abläufe, Tatsachen oder Erscheinungen und die zugrunde liegenden Gesetzmäßigkeiten erklärt werden.

Modell – Konzept – Theorie

> **Definition:** Ein **Pflegeleitbild** ist eine Abhandlung abstrakter pflegerischer Aussagen. Diese Aussagen können praxisfern oder praxisnahe sein. Es handelt sich um Bestrebungen im Sinne von ideologischen Orientierungen, die global formuliert sind.

> **Definition:** Eine **Pflegetheorie** ist ein System von eher **praxisfernen** Vorstellungen. Pflegetheorien sind kaum auf andere Pflegesituationen übertragbar. Sie beziehen sich auf sämtliche Wissenschaften (z. B. Biologie, Soziologie, Psychologie) und sind immer wissenschaftlich begründet, d. h. es werden bestimmte Abläufe oder Tatsachen und Gesetzmäßigkeiten erklärt.

Definition: Ein **Pflegemodell** ist eine allgemein gültige Darstellung eines pflegerischen Sachverhaltes. Es reflektiert die Wirklichkeit und dient als Richtschnur in Bezug auf das pflegerische Handeln. Modelle sind **pflegepraxisbezogen** und beispielhaft übertragbar, aber kaum wissenschaftlich begründet.

Definition: Ein **Pflegekonzept** ist ein gedanklicher Entwurf von konkreten zusammenhängenden Grundvorstellungen in der Pflege. Es ist – wie ein Pflegemodell – auf andere Pflegebereiche **übertragbar.**

Praktische Umsetzung von Leitbildern

Es existieren viele Pflegetheorien mit unterschiedlichen Schwerpunkten. Dieser Modellpluralismus verhindert häufig die praktische Umsetzung von Leitbildern. Die Erfordernis eines einheitlichen Pflegeverständnisses zeigt sich aber gerade an der Pflegeplanung besonders deutlich. Ein Leitbild hilft bei dem Vorhaben, nicht einfach irgendwie nach dem Zufallsprinzip zu pflegen, sondern vorhandenes Pflegewissen optimal und systematisch auch in der Praxis anwenden zu können.

1.4.2 Bedürfnispyramide

In der Pflege tritt häufig der Fall ein, dass man zu einer Problemstellung gleich mehrere – zum Teil sehr unterschiedliche – Auffassungen erhalten kann. Lehrbücher unterscheiden sich in Ihren Angaben dabei in gleichem Maße, wie die Ansichten und Informationen der Pflegekräfte untereinander.
Allgemein gültig ist zumindest ansatzweise eine auch bereits in der Praxis umgesetzte Bedürfnisorientierung, worunter man in erster Linie die Bedürfnispyramide nach MASLOW versteht. ABRAHAM HAROLD MASLOW (amerikanischer Psychologe, 1908–1970) unterscheidet fünf Stufen menschlicher Bedürfnisse (☞ Abb. 2).

Nach MASLOW kann sich der Mensch nur dann höheren Bedürfnissen zuwenden, wenn die jeweils darunter befindlichen Basisbedürfnisse bereits befriedigt sind. Abgesehen von dieser sehr hierarchischen Anordnung, die umstritten ist, bietet die Bedürfnispyramide von MASLOW eine sinnvolle Struktur, um menschliche Bedürfnisse zu ordnen.

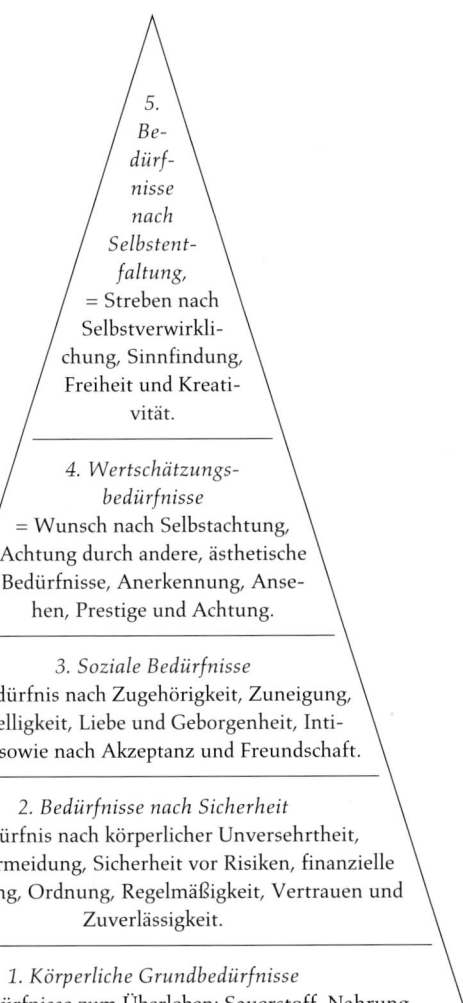

Abbildung 2: Bedürfnispyramide nach Maslow

1.4.3 Aktivitäten des Lebens

Aus MASLOWS Bedürfnispyramide erwuchs das ROPERSCHE Bedürfnismodell, welches zwölf Lebensaktivitäten beinhaltet. JUCHLI erstellte ebenfalls ein bedürfnisorientiertes Pflegemodell und spricht dabei von zwölf Aktivitäten des täglichen Lebens (ATL). Andere erweiterte Modelle, wie z. B. die dreizehn Aktivitäten der existenziellen Erfahrungen des Lebens von KROHWINKEL, haben ebenfalls das Bedürfnismodell als Grundlage.

Lebensaktivitäten

Rolle der Diätetik

In der alten Heilkunde spielte die Diätetik (Regulierung der Lebensbedingungen) eine große Rolle. Da zur Heilung, so die Lehre, die elementaren Lebensbedingungen des Kranken berücksichtigt werden müssen, ist die Regelung der Lebensordnung die erste Pflicht des Arztes. HIPPOKRATES (etwa um 460 – 370 v. Chr.), ein bedeutender Arzt der griechischen Medizin, der heute noch als Vorbild der Ärzteschaft gilt, formulierte folgende auf den Menschen abgestimmte **Lebensbedingungen:**

- Licht und Luft
- Speise und Trank
- Arbeit und Ruhe
- Schlaf und Wachen
- Ausscheidung und Absonderungen
- Anregung des Gemüts.

Eigenständigkeit des Pflegeberufes

Diese Orientierung wurde durch die modernen medizinischen Möglichkeiten der Neuzeit immer mehr in den Hintergrund gedrängt. So dominiert heute allzu oft die medizinische die eher defizitäre Betrachtung des Pflegebedürftigen. Seltener werden dagegen gesundheitserhaltende Aspekte berücksichtigt. Der Bereich der **Prophylaxen**, die in der professionellen Pflege über einen hohen Stellenwert verfügen, macht einen Teil der Eigenständigkeit des Pflegeberufes aus. Ebenso geschieht auch die **Orientierung an den Ressourcen** des Menschen mit dieser ursprünglichen Absicht, die Selbstheilungskräfte des Pflegebedürftigen zu fördern! Die **Lebensaktivitäten** lassen sich gut aus den Lebensbedingungen der Diätetik ableiten. Als Hilfskriterium im Rahmen der individuellen Pflegeplanung sind sie zur Erfassung der Pflegebedürftigkeit sehr gut geeignet.

Mit der Begriffsdefinition von **Pflegebedürftigkeit** im Pflegeversicherungsgesetz hat der Gesetzgeber eine Regelung vorgenommen, die dieser Bedürfnisorientierung nahe steht.

Definition: Die offizielle Definition der **Pflegebedürftigkeit** nach § 14 PVG lautet: „Pflegebedürftig sind Personen, die wegen einer körperlichen, geistigen oder seelischen Krankheit oder Behinderung für die gewöhnlichen und regelmäßig wiederkehrenden Verrichtungen im Ablauf des alltäglichen Lebens auf Dauer, voraussichtlich für mindestens sechs Monate, in erheblichem Maße hilfsbedürftig sind."

Krankheiten oder Behinderungen sind:

- Verluste, Lähmungen oder andere Funktionsstörungen am Stütz- und Bewegungsapparat;
- Funktionsstörungen der inneren Organe und Sinnesorgane;
- Störungen des Zentralnervensystems, wie Antriebs-, Gedächtnis- oder Orientierungsstörungen, sowie endogene Psychosen, Neurosen oder geistige Behinderungen.

Das bedeutet folglich, dass sich die Pflegebedürftigkeit daran orientiert, **ob** und **in welchem Umfang** die betroffenen Personen bei der Körperpflege, Ernährung, Mobilität und bei hauswirtschaftlichen Arbeiten Hilfe benötigen und wie viel Zeit dafür aufgewendet werden muss. Die Pflegebedürftigkeit hat zur Folge, dass die notwendigen Verrichtungen des täglichen Lebens teilweise oder gänzlich von Dritten ausgeführt werden müssen. Die Hilfen können auch darin bestehen, dass der Pflegebedürftige angeleitet oder beaufsichtigt wird, damit er die Verrichtungen selbstständig ausführen kann.

Bedeutung des Zeitaufwands

Verrichtungen des täglichen Lebens sind:
- Im Bereich der Körperpflege:
  Das Waschen, Duschen, Baden, Zähne putzen, Kämmen, Rasieren sowie die Darm- und Blasenentleerung.
- Im Bereich der Ernährung:
  Das mundgerechte Zubereiten des Essens und deren Aufnahme.
- Im Bereich der Mobilität:
  Das selbstständige Aufstehen und Zu-Bett-Gehen, An- und Auskleiden, Gehen, Stehen, Treppensteigen oder das Verlassen und Wieder aufsuchen der Wohnung.
- Im Bereich der hauswirtschaftlichen Versorgung:
  Das Einkaufen, Kochen, die Reinigung der Wohnung, das Spülen, Wechseln und Waschen der Wäsche und der Kleidung sowie das Beheizen der Wohnung.

Verrichtungen des täglichen Lebens

Hinweis: Das Pflegeversicherungsgesetz unterscheidet zwischen erheblich Pflegebedürftigen, Schwerpflegebedürftigen und Schwerstpflegebedürftigen. Für die Gewährung von Leistungen sind die Pflegebedürftigen in einer der drei Stufen einzugruppieren. Die Stufen der Pflegebedürftigkeit nach dem Pflegeversicherungsgesetz laut § 15 SGB XI sind nachfolgend im Einzelnen aufgeführt.

Pflegestufe 1 (erheblich pflegebedürftig)

Hierunter fallen Personen, die bei der Körperpflege, der Ernährung oder der Mobilität für **wenigstens zwei Verrichtungen** aus dem Bereich Körperpflege, Ernährung und/oder Mobilität **mindestens einmal täglich** der Hilfe bedürfen und zusätzlich **mehrfach in der Woche** Hilfen bei der hauswirtschaftlichen Versorgung benötigen. Der erforderliche Zeitaufwand für die Grundpflege und die hauswirtschaftliche Versorgung muss wöchentlich im Tagesdurchschnitt 90 Minuten betragen, wobei hiervon mehr als 45 Minuten auf die Grundpflege entfallen müssen.

Pflegestufe 1

Pflegestufe 2 (Schwerpflegebedürftige)

Pflegestufe 2

Hierunter fallen Personen, die bei der Körperpflege, der Ernährung oder der Mobilität mindestens **dreimal täglich** zu **verschiedenen Tageszeiten** Hilfe bedürfen und zusätzlich **mehrfach in der Woche** Hilfen bei der hauswirtschaftlichen Versorgung benötigen. Der erforderliche Zeitaufwand für die Grundpflege und die hauswirtschaftliche Versorgung muss wöchentlich im Tagesdurchschnitt drei Stunden betragen, wobei hiervon mehr als zwei Stunden auf die Grundpflege entfallen müssen.

Pflegestufe 3 (Schwerstpflegebedürftige)

Pflegestufe 3

Hierunter fallen Personen, die bei der Körperpflege, der Ernährung oder der Mobilität täglich rund um die Uhr, auch nachts, der Hilfe bedürfen und zusätzlich mehrfach in der Woche Hilfen bei der hauswirtschaftlichen Versorgung benötigen. Der erforderliche Zeitaufwand für die Grundpflege und die hauswirtschaftliche Versorgung muss wöchentlich im Tagesdurchschnitt fünf Stunden betragen, wobei hiervon mehr als fünf Stunden auf die Grundpflege entfallen müssen.

Härtefallregelung

Gemäß § 36 Abs. 4 SGB XI können die Pflegekassen in besonderen Einzelfällen zusätzliche Leistungen gewähren – z. B. wenn im Endstadium von Krebserkrankungen Hilfe rund um die Uhr in den Verrichtungen Körperpflege, Ernährung und Mobilität und ständige Hilfe in der Hauswirtschaft erforderlich ist. Ferner werden zusätzliche Leistungen gewährt, wenn regelmäßig mehrfach auch in der Nacht Hilfe von mehreren Pflegekräften gemeinsam geleistet werden muss.

Pflegeleistungs-Ergänzungsgesetz

Betreuungsbedarf

Nach dem ab 01.01.2002 gültigen Gesetz erhalten Häusliche Pflegebedürftige, bei denen der Medizinische Dienst der Krankenversicherung einen erheblichen allgemeinen Betreuungsbedarf festgestellt hat, einen zusätzlichen Betreuungsbetrag je Kalenderjahr, der zweckgebunden ist für qualitätsgesicherte aktivierende Betreuungsangebote.

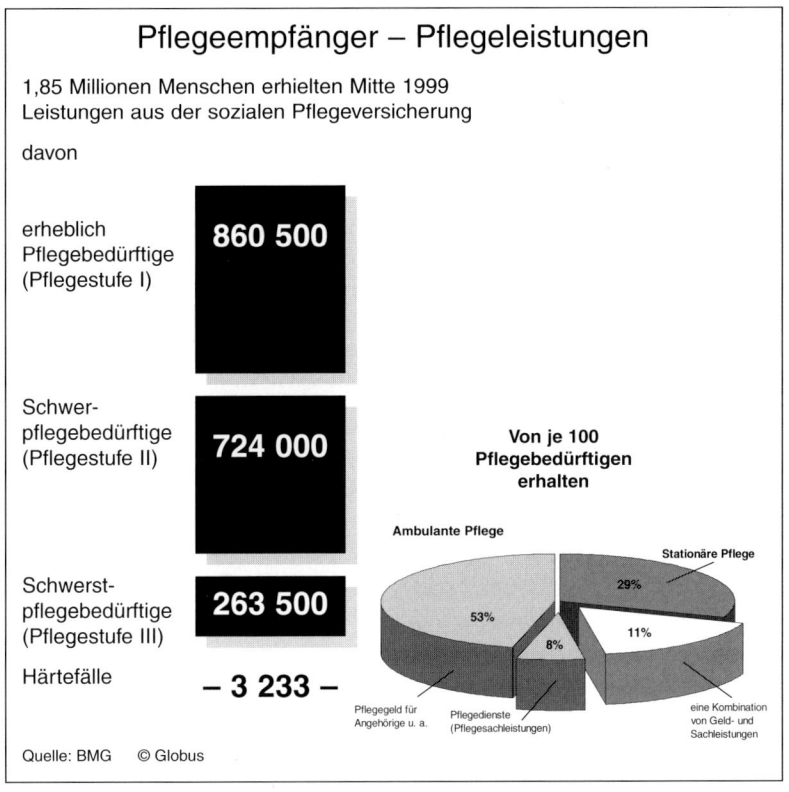

Abbildung 3: Pflegebedürftigkeit

DRGs (Diagnosis Related Groups)

Bezüglich der Thematik „Pflegeaufwand" sind zukünftig auch die DRGs (Diagnosis Related Groups) zu bedenken. Dabei handelt es sich um ein neues Fallgruppenvergütungssystem, welches lt. § 17 b Krankenhausfinanzierungsgesetz (KGH) ab 01.01.2003 zunächst freiwillig und ab 01.01.2004 verpflichtend in allen Krankenhäusern einzuführen ist. Es gilt für alle Fachabteilungen mit Ausnahme der Psychiatrischen Fachabteilungen. Für ambulante sowie stationäre Pflegedienste ist eine Kooperation mit dem Krankenhaus wichtig. Sie sollten sich an der Entlassungsplanung beteiligen, weil diese angesichts der DRGs schon zu Beginn des Pflegeprozesses (im Krankenhaus) einsetzt. Die DRGs sind ein differenziertes diagnose- und behandlungsbezogenes Kategoriensystem, das die Basis- und Abteilungspflegesätze, Sonderentgelte und Fallpauschalen ersetzt. Die Patienten werden in Kategorien eingeordnet, sodass eine entsprechende pauschale Abrechnung mit den Kostenträgern erfolgen kann.

Fallgruppenvergütung

Anliegen der Krankenhäuser ist eine möglichst komplette Erfassung aller Haupt- und Nebendiagnosen und die damit verbundene Vergütung. Bezüglich der Verweildauer des einzelnen Patienten ist hier

Verweildauer

Transparenz

auch eine gewisse Einheitlichkeit der Pflege entscheidend. Sinnvollerweise kann daher die DRG-Kodierung nicht allein Aufgabe der Ärzteschaft sein. Wenn es gilt, alle Leistungen abzurechnen, ist es wichtig, dass die Pflegekräfte bei der Erfassung einbezogen werden. Gerade für die Pflege ist es wichtig, ihre Leistungen nach außen transparent zu machen. Das unterstreicht wieder die Bedeutung der Pflegedokumentation! Entsprechende Auswirkungen der DRGs auf die Personalplanung lassen sich leicht abschätzen. Eine interessante Entwicklung zeigt der Einsatz der DRGs (AR-DRGs) in Australien und Amerika. Seit der Einführung (vor etwa 10 Jahren) hat dort die stationäre Pflegearbeit abgenommen, während die ambulante Pflege deutlich zunahm. Inwieweit die DRGs mit den von den Einrichtungen erarbeiteten Pflegeleitbildern konform gehen, wird erst in Zukunft erkennbar sein.

Qualitätsstandards

Die Einführung der GR-DRGs (in Deutschland) bedeutet einen steigenden Verteilungskampf um die knapper werdenden Mittel zur Finanzierung der Pflege. Zudem wird sich in stationären wie in ambulanten Pflegeeinrichtungen eine weitere Verdichtung der Pflegearbeit einstellen. Um den bisherigen Grad der Pflegequalität in den Pflegeeinrichtungen zu behalten, ist die verbindliche Festlegung von Qualitätsstandards daher unumgänglich.

1.4 Leitbildorientierungen

„Krankheitsgruppen des DRG-Verzeichnisses"
(MDC = Major Diagnostic Categories)

Pre-MDC 0	Sonderfälle
MDC 01	Krankheiten und Störungen des Nervensystems
MDC 02	Krankheiten und Störungen des Auges
MDC 03	Krankheiten und Störungen im HNO-, Mund-/Kieferbereich
MDC 04	Krankheiten und Störungen der Atmungsorgane
MDC 05	Krankheiten und Störungen des Kreislaufsystems
MDC 06	Krankheiten und Störungen des Verdauungssystems
MDC 07	Krankheiten und Störungen von Leber, Gallenwege und Pankreas
MDC 08	Krankheiten und Störungen von Muskeln, Skelett und Bindegewebe
MDC 09	Krankheiten und Störungen von Haut, Unterhautgewebe und Brust
MDC 10	Endokrine, Ernährungs- und Stoffwechselkrankheiten
MDC 11	Erkrankungen der Niere und Harnwege
MDC 12	Erkrankungen und Störungen der männlichen Geschlechtsorgane
MDC 13	Erkrankungen und Störungen der weiblichen Geschlechtsorgane
MDC 14	Schwangerschaft, Geburtshilfe, Wochenbett
MDC 15	Neugeborene und Frühgeborene
MDC 16	Erkrankungen des Blutes, der blutbildenden Organe und des Immunsystems
MDC 17	Bösartige Neubildungen (Myeloproliferative Erkrankungen)
MDC 18	Infektiöse und parasitäre Krankheiten
MDC 19	Psychiatrische Erkrankungen und Störungen
MDC 20	Erkrankungen durch Konsum von Alkohol und Drogen
MDC 21	Verletzungen, Vergiftungen und toxische Nebenwirkungen von Arzneimitteln
MDC 22	Verbrennungen
MDC 23	Sonstige Faktoren und Erkrankungen
MDC 24	HIV, Aids
MDC 25	Polytrauma

Übersicht: Krankheitsgruppen des DRG-Verzeichnisses

Hinweis: Bei der Feststellung der Pflegebedürftigkeit sowie der Pflegeplanung bieten die Verrichtungen des täglichen Lebens eine **entscheidende strukturelle Hilfe.** Zum Beispiel bietet die Vorgehensweise nach den ATLs die Sicherheit, bei der Informationssammlung möglichst nichts Gravierendes zu vergessen.

ATL als Hilfsleiter

Kritiker hingegen halten die Gliederung der Pflegeplanung nach den ATLs deswegen für schlecht, weil die individuelle Berücksichtigung des Menschen in seiner Ganzheitlichkeit als Körper, Seele, Geist und soziales Wesen bei solch einer systematisierten Planung immer noch nicht vollständig gegeben sei. Angesichts der defizitären Umsetzung von Pflegeplanungen in der Praxis überhaupt scheint es diesbezüglich jedoch legitim und angebracht zu sein, die Verwendung dieser so genannten „ATL-Leiter" als strukturelle Unterstützung zuzulassen.

> **Merke:** Ganzheitliche Pflege ist die Begegnung mit den Mitmenschen.

Wechselwirkung der Pflege

Als personaler Prozess hat die Pflege Auswirkungen auf den Pflegebedürftigen ebenso wie auf die Pflegekraft selbst. Als Pflegekraft hat man hierbei jedoch den Vorzug, durch die vielen Kontakte zu Menschen selbst seine Persönlichkeit stärken zu können. Dies erfolgt durch das Sammeln von Erfahrungen. Auch die **Kommunikation** in der Pflege kennzeichnet deren Ganzheitlichkeit. Mit verbaler und non-verbaler Verständigung werden zahlreiche ganzheitliche Beziehungen ausgedrückt. Entscheidend ist darüber hinaus selbstverständlich auch die **Fach-** und **Sachkompetenz** der Pflegekraft. Hieraus erwachsen schließlich die Möglichkeiten zur Verbindung der konkreten körperlichen mit den eher abstrakten geistig-seelischen oder sozialen Bedürfnissen. Die Pflege ist als Dienst am Menschen und an der Gesellschaft zu verstehen. Sie erfordert die Zusammenarbeit und ständige Reflexion und Weiterentwicklung **aller** Beteiligten. Alle sind aufeinander angewiesen. Einzelkämpfer werden theoretisch gut zurecht kommen, praktisch jedoch an eigener bzw. fremder niedriger Frustrationstoleranz scheitern.

Sicherlich wird es hinsichtlich der Pflegeleitbilder etwas frustrierend sein, wenn man versucht, diese auf den Pflegealltag zu projizieren. Dann wird man leicht feststellen, dass die Pflegekräfte sich immer nur **auf dem Weg** zur Ganzheitlichkeit hin befinden können. Das Ziel, die angestrebte Ganzheitlichkeit, kann offensichtlich gar nicht erreicht werden, da die Ganzheitlichkeit als solches nicht fassbar ist und es immer noch Dinge geben wird, die noch nicht erfasst sind. Dazu sind die Wechselbeziehungen zwischen den Faktoren Körper, Seele, Geist und sozialem Umfeld zu komplex. Gleichwohl offenbart dies die umfangreichen Qualifikationen, die von Pflegekräften erwartet werden. Es werden sog. Allroundtalente benötigt, denen es gelingt, konkrete Pflegemaßnahmen zur Befriedigung körperlicher Bedürfnisse mit eher abstrakten Pflegemaßnahmen zur Berücksichtigung geistig-seelischer oder sozialer Probleme miteinander zu verbinden. Dieses Bemühen bildet letztendlich die Quintessenz einer an einem Leitbild orientierten Pflege.

KROHWINKEL, die sich ebenfalls an den Bedürfnismodellen orientiert, verstärkt die Berücksichtigung des sozialen Bereiches und der existenziellen Erfahrungen. Sie spricht von Aktivitäten und existenziellen Erfahrungen des Lebens und führt anstelle der ATL „Sinn finden" die zwei AEDLs „Soziale Bereiche des Lebens sichern" und „Mit existenziellen Erfahrungen des Lebens umgehen" auf.

1. Wachsein und Schlafen
2. Sich bewegen
3. Sich waschen und kleiden
4. Essen und trinken
5. Ausscheiden
6. Regulieren der Körpertemperatur
7. Atmen
8. Für Sicherheit sorgen
9. Raum und Zeit gestalten
10. Kommunizieren
11. Sich als Mann oder Frau fühlen und verhalten
12. Sinn finden

Übersicht 1: Die Aktivitäten des täglichen Lebens nach Juchli

1. Ruhen und schlafen
2. Sich bewegen
3. Sich pflegen
4. Sich kleiden
5. Essen und trinken
6. Ausscheiden
7. Vitale Funktionen des Lebens aufrecht erhalten
8. Für eine sichere Umgebung sorgen
9. Sich beschäftigen
10. Kommunizieren
11. Sich als Mann oder Frau fühlen und verhalten
12. Soziale Bereiche des Lebens sichern
13. Mit existenziellen Bereichen des Lebens umgehen (beinhaltet u. a: Schmerzen, Sorgen, Angst, Einsamkeit, Kultur, Religion, Biografie, Sterben).

Übersicht 2: Die Aktivitäten und existenziellen Erfahrungen des Lebens (AEDL) nach Krohwinkel

Inhalte der Lebensaktivitäten

In den verschiedensten Einrichtungen sind die Pflegeplanungen in Lebensaktivitäten (LA) gegliedert. Auch wenn die Konzentration dabei bewusst auf eine ganz bestimmte Pflegetheorie erfolgt, unterscheiden sich die Gliederungspunkte nicht wesentlich voneinander. Eine Diskussion darüber, welche Aspekte nun genau welcher Lebensaktivität zuzuordnen sind, ist müßig und überhaupt nicht nötig! Es geht schließlich lediglich um die Erfassung der Bedürfnisse des Menschen. Diese kann mithilfe der Lebensaktivitäten (z.B. ATL- oder

AEDL-Hilfsleiter) systematisch und strukturiert stattfinden. Die LA „Atmen" und „Regulieren der Körpertemperatur" werden häufig zur LA „Vitalfunktionen" zusammengefasst. Ebenso werden die AEDL „Sich Pflegen" und die AEDL „Sich Kleiden" zu einer Aktivität vereinigt. Zur optimalen Erfassung der Pflegeprobleme und Ressourcen unterteilen viele Pflegeeinrichtungen die Lebensaktivitäten und formulieren praxisbezogene Unterpunkte. Wie die folgende Auflistung zeigt, ist eine weitere Feingliederung der Aktivitäten sehr hilfreich, um darzustellen, welche Aspekte jeweils Inhalte der jeweiligen Aktivität sein können.

Vitalfunktionen	Bewusstseinszustand, zeitliche, örtliche, persönliche und situative Orientierung, Kälte-, Wärmeempfinden, selbstständige Atmung, Atemfrequenz, -rhythmus, -tiefe, -geruch, Husten, Auswurf, Nikotinabusus.
Sich bewegen	Selbstständige Beweglichkeit, bevorzugte Haltung, Kräftezustand, Lagerung, Hilfsmittel (Rollator, Gehstock, Prothesen).
Sich waschen und kleiden	Selbstständiges Waschen, Duschen, Baden, Ganzkörper- und Teilwäsche, Hautzustand, Pflegemittel, An- und Ausziehen, angepasste Kleidung.
Essen und trinken	Durstempfinden, selbstständiges Essen und Trinken, Trinkverhalten, Trinkplan, Flüssigkeitsbilanzierung, Vorlieben bei der Nahrungsauswahl (vegetarisch, Fleischkost, Rohkost...), Ernährungszustand, beschwerdefreie Nahrungsaufnahme, Appetit, Gewicht, Diätformen, besondere Kostformen, z.B. kein Schweinefleisch).
Sinn finden	Bezug zur Religion, Lebenseinstellung, Bewältigung von Problemen, Umgang mit verschiedenen Lebensphasen (z.B. Älterwerden, Krankheit).
Aussscheiden	Selbstständige Stuhl- und Urinausscheidung: Frequenz, Menge, Farbe, Geruch, Konsistenz, Gewohnheiten, Schamgefühl, Kontinenz, Erbrechen, Schwitzen, Flüssigkeitsbilanzierung.
Wachsein und Schlafen	Schlafgewohnheiten, Tag- und Nachtrhythmus, Hilfsmittel, störungsfreie Ruhezeiten, Mittagsruhe.
Für Sicherheit sorgen	Medikamenteneinnahme, Vermeiden von Verletzungen, Geborgenheit, Vertrauen gesicherte häusliche und wirtschaftliche Situation, Suchtverhalten (z.B. Alkohol).
Kommunizieren	Kommunikationsformen (verbal, nonverbal – Gestik, Mimik, Haltung) Kommunikationsbereitschaft, Stimmungslage, Ausdruck von Emotionen (Freude, Angst, Reaktionen auf Personen und Umwelt), Hilfsmittel (Brille, Hörgerät).

Selbstständige Beschäftigungen, Teilnahme an Veranstaltungen, Beruf, Freizeitverhalten, Hobbys, Teilnahmslosigkeit, Kontakte zu Verwandten, Nachbarn, Freunden.

Sich beschäftigen

Zurechtfinden in der Rolle als Mann/Frau, Schwangerschaft, Mutter-/Vaterrolle, Umgangsverhalten mit dem anderen Geschlecht, Schamgefühl, Klimakterium.

Sich als Mann oder Frau fühlen und verhalten

1.5 Pflegestandards

1.5.1 Funktionen

> **Definition:** Laut der Weltgesundheitsorganisation ist ein Standard in der Pflege ein vereinbartes Maß an eine für einen bestimmten Zweck benötigten pflegerischen Betreuung (WHO 1984).

Standards dienen der einheitlichen Durchführung von Pflegemaßnahmen und ermöglichen somit eine **Sicherung** und **Steigerung der Pflegequalität**. Sie verbessern die Nachweisbarkeit, Transparenz und Beurteilung pflegerischer Leistungen. Außerdem ermöglichen sie die Erstellung leistungsbezogener Personalbedarfsanalysen. Der Pflegeaufwand hinsichtlich des materiellen, personellen und zeitlichen Aufwandes wird nachvollziehbar.

Pflegequalität

> **Hinweis:** Es gibt keine allgemein gültigen Standards! Viele Einrichtungen haben eigene Pflegestandards erstellt, die der ständigen Überarbeitung/Aktualisierung bedürfen. Diese permanente Beschäftigung mit der Pflege bildet nicht zuletzt einen wesentlichen Beitrag zur Qualitätserhaltung!

Nach ihrer Einführung sind die Pflegestandards von den MitarbeiterInnen anzuwenden. Pflegestandards gewährleisten ein **einheitliches Vorgehen** des Pflegepersonals bei der Betreuung und Pflege des Patienten. Dies ist besonders für die Sicherheit des Patienten, für die systematische und effektive Einarbeitung neuer Pflegekräfte und für die Pflegebeurteilung erforderlich. So kann damit der Erfolg bzw. der Misserfolg der durchgeführten Pflegemaßnahmen erfasst werden, um nicht angemessene Pflegemaßnahmen entsprechend reduzieren zu können. Pflegestandards unterstutzen z. B. bei rechtlichen Auseinandersetzungen die Beweisführung. Daneben führt das Aufstellen von Standards zwangsläufig zu einer Überprüfung der bisherigen Pflegemaßnahmen. Weiterhin bieten Standards eine Chance, den Pflegeaufwand im psycho-sozialen Bereich darzustellen und nachzuweisen. Dieser Aspekt der pflegerischen Tätigkeit wird jedoch hin-

Einheitliche Pflege

sichtlich des Stellenplans nur bedingt honoriert. Unbestritten helfen die Standards bei der Verwirklichung und Umsetzung des Pflegeprozesses bzw. der Pflegeplanung, da sie die Dokumentation mittels abgekürzten Verweisen vereinfachen, damit den Schreibaufwand verringern und die Möglichkeit der Standardpflegeplanung schaffen. Sie muss dabei in jedem Fall individuell veränderbar sein!

> **Vorsicht:** Bei allen Vorteilen von Pflegestandards ist zu beachten, dass individuelle Bedürfnisse oder auch situative und umgebungsabhängige Bedingungen Abweichungen vom vorgegebenen Standard erfordern können. Dieses muss in der Pflegedokumentation aufgeführt und begründet werden.

Ablaufbezogener Abbau

Pflegestandards sind problem- und ablaufbezogen aufgebaut. Hinsichtlich der Basispflege ist die Gliederung in Pflegeproblem, Pflegeziel und Pflegemaßnahme(n) angebracht. Ablaufbezogen erfolgen die Formulierungen vor allem bei der speziellen Pflege bezüglich des Pflegeziels sowie zur Vorbereitung des Materials und des Patienten, zur Durchführung, Nachbereitung und zur Dokumentation. Ferner beinhalten die Standards Angaben über das Erstellungs- und Kontrolldatum, über die Quellen und Qualifikation der durchführenden Pflegepersonen. Ihre Einführung ist eine zwingende Notwendigkeit, um eine effiziente und effektive Pflege zu gewährleisten. Pflegerische Tätigkeiten werden durch eine sachgerechte Dokumentation transparent, was auf Dauer zu einer Steigerung der Pflegequalität führt. Daher muss es ein Anliegen sein, die schwer zu berechnenden sozial-kommunikativen Leistungen genau darzustellen und zu quantifizieren. Die Voraussetzung für dieses Gelingen bildet eine ständige Überarbeitung der verwendeten Pflegestandards (☞ Abb. 4, S. 41).

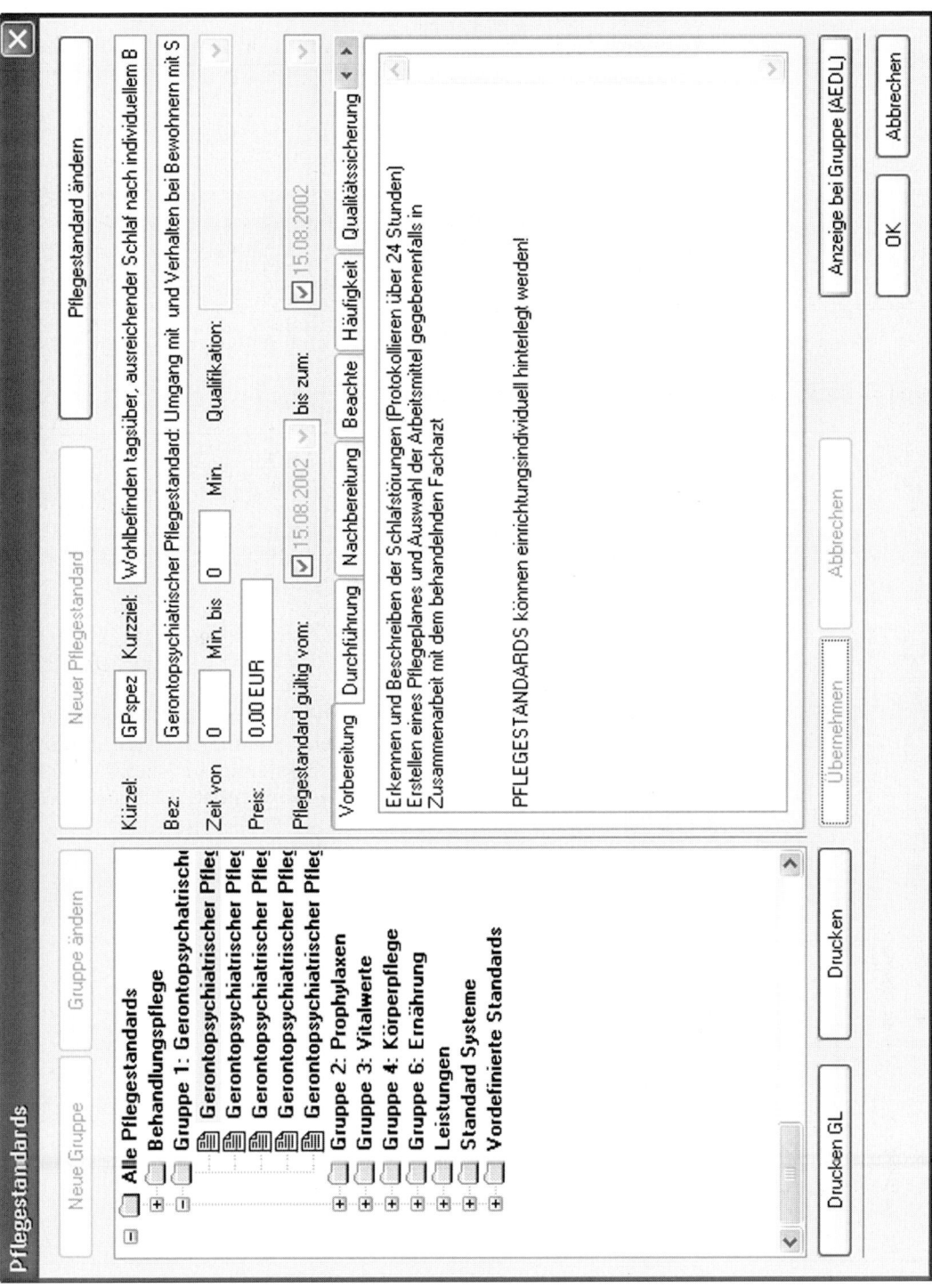

Abb. 4: Pflegestandards (Vivendi®/Connext)

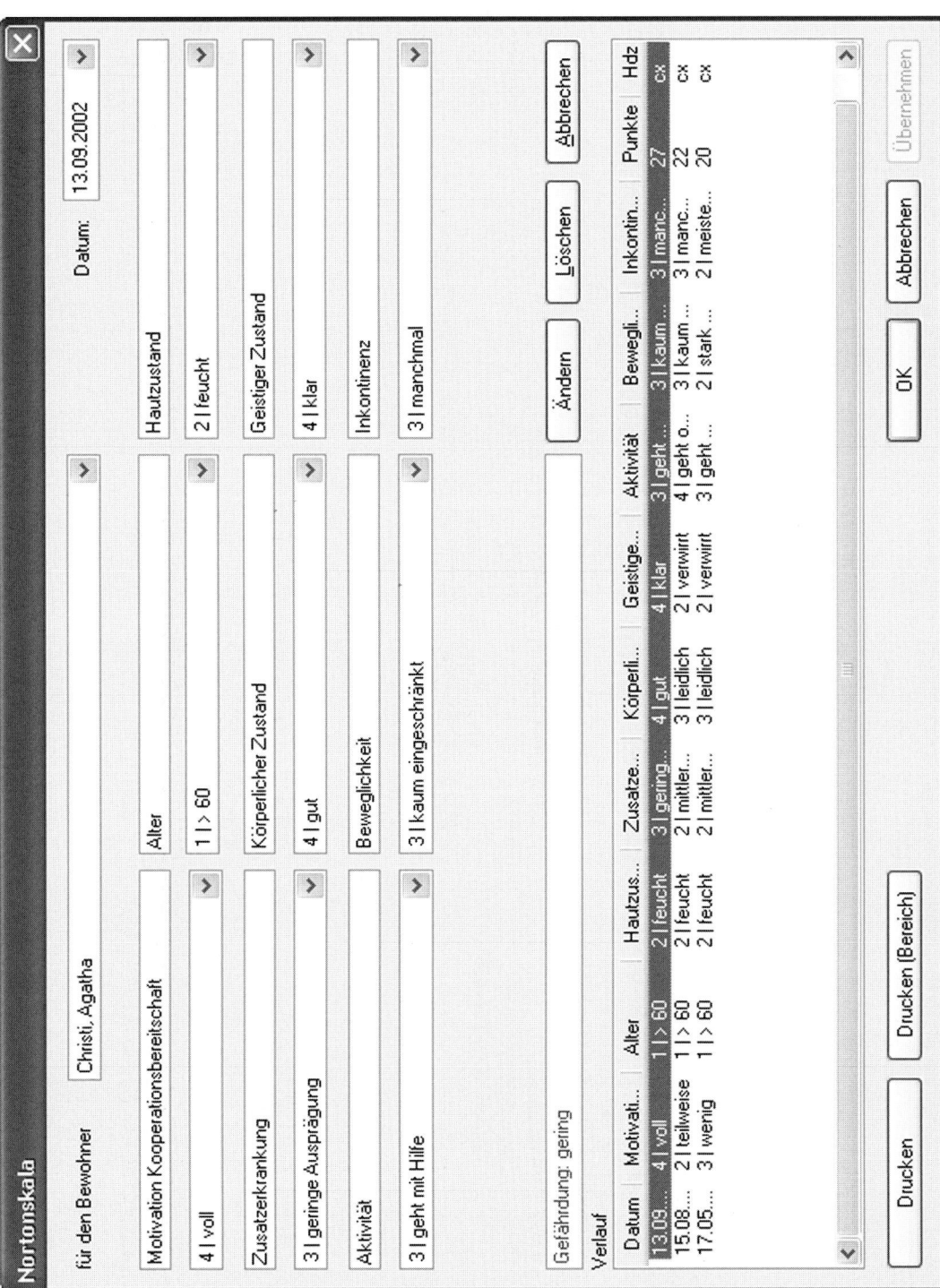

Abb. 5: Nortonskala (Vivendi®/Connext)

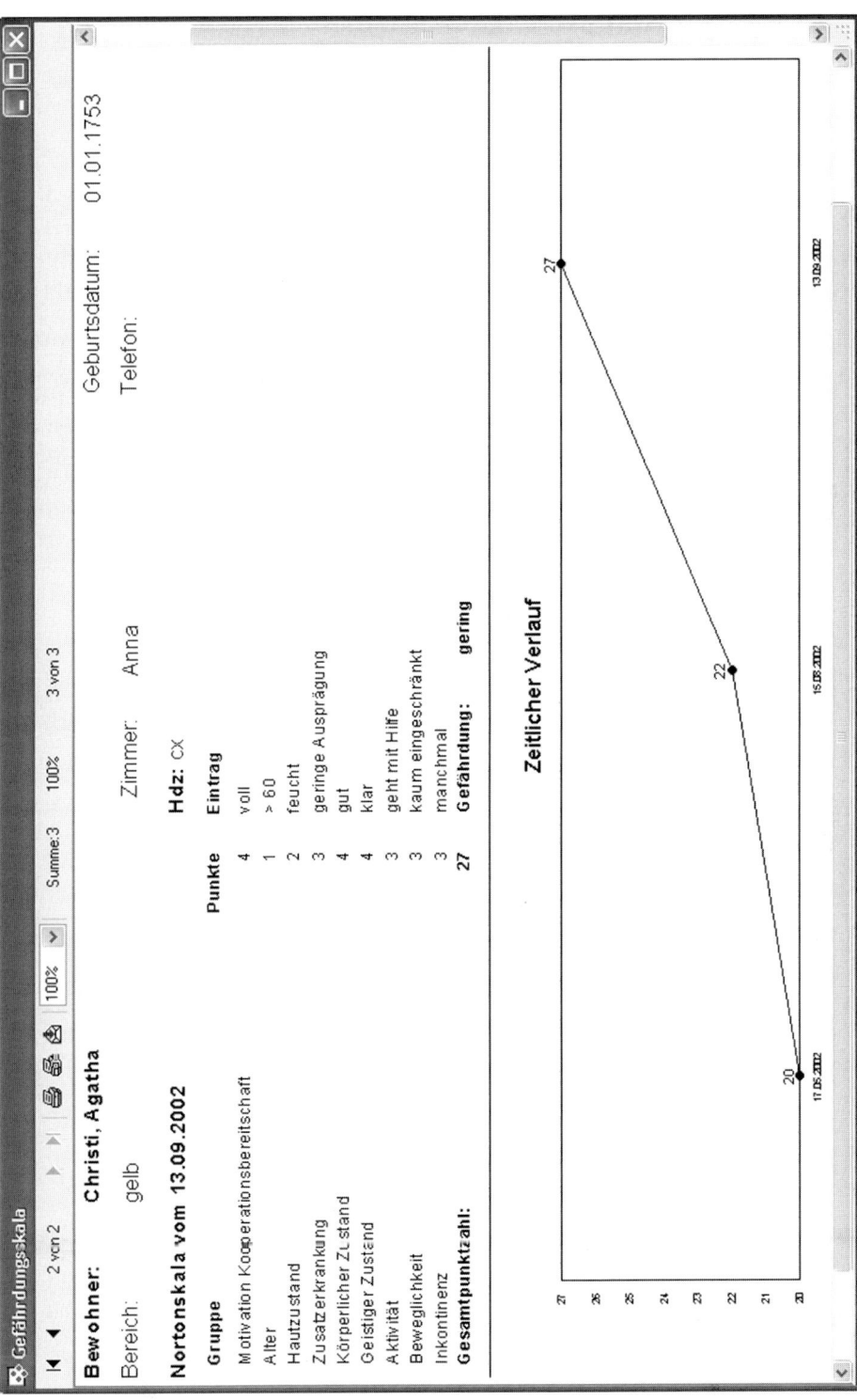

Abb. 6: Gefährdungskala (Vivendi®/Connext)

1.5.2 Unterscheidungskriterien

> **Merke:** Pflegestandards lassen sich in **Struktur-, Prozess-** und **Ergebnisstandards** unterteilen.

Generelle Pflegeziele

Ein **Strukturstandard** beschreibt die Voraussetzungen, unter denen Pflege zu erbringen ist (z. B. Organisationsformen, Materialien, Personalbedarf, Kompetenzabgrenzung und räumliche Erfordernisse). Ein **Prozessstandard** beschreibt die Art und den Umfang des pflegerischen Handelns. Er orientiert sich an der pflegerischen Zielsetzung und legt den Qualitätsanspruch fest. Ein **Ergebnisstandard** beschreibt die angestrebte Wirkung im Verhalten und im Gesundheitszustand des Patienten. Es werden generelle Pflegeziele festgelegt, anhand derer das Pflegeergebnis am Patientenzustand im IST-SOLL-Vergleich bewertet werden kann. Der Ergebnisstandard bezieht sich auf die Standardisierung von Pflegeergebnissen, z. B. auf den Gesundheitszustand und auch auf die Zufriedenheit des Pflegebedürftigen.

Rumba-Forderungen

> **Hinweis:** Bei der Erstellung von Pflegestandards sind die folgenden fünf Forderungen zu beachten, die entsprechend ihrer Anfangsbuchstaben (Sigle) als Rumba-Forderungen bezeichnet werden.

Abb. 7: RUMBA-Forderungen

RUMBA-FORDERUNGEN		
Relevant	=	zum Thema gehörend
Understandable	=	verständlich
Measurable	=	messbar
Behavioral	=	wahrnehmbares Verhalten
Attainable	=	erreichbar

Bewertungskriterien von Pflegestandards:

❏ Die Pflegemaßnahmen sind konkret.
  ✎ *Welche Pflegemaßnahmen sind ungenau?*
  _____

❏ Die Pflegemaßnahmen sind verständlich.
  ✎ *Welche Pflegemaßnahmen sind unverständlich?*
  _____

❏ Die Pflegemaßnahmen sind leicht zu dokumentieren.
  ✎ *Welche Pflegemaßnahmen sind nicht dokumentierbar?*
  _____

❏ Die Pflegemaßnahmen sind für die Praxis hilfreich.
  ✎ *Welche Pflegemaßnahmen sind keine Hilfe?*
  _____

❏ Die Pflegemaßnahmen sind übersichtlich aufgeführt.
  ✎ *Welche Pflegemaßnahmen sind unübersichtlich?*
  _____

❏ Die Pflegemaßnahmen sind zeitlich nicht zu aufwändig.
  ✎ *Welche Pflegemaßnahmen sind zeitlich zu aufwändig?*
  _____

Gesamtbewertung:
❏ Die Pflegemaßnahmen sind qualitativ wertvoll.
  ✎ *Welche Pflegemaßnahmen sind qualitativ wertlos?*
  _____
  _____

Abb. 8: Bewertungskriterien von Pflegestandards

1.6 Qualitätssicherung

1.6.1 Qualitätskriterien

Definition: **Qualität** bezeichnet ein Maßstab für Wert und Güte. Der Begriff **Pflegequalität** vereint folgende Aspekte:
- die **Güte** der pflegerischen Leistung, d. h. die Beschaffenheit der pflegerischen Leistung und die Begründung der pflegerischen Handlung.

- Lebensqualität für sich ist die Pflegequalität für den anderen, d. h., es ist erwünscht, mit seinem eigenen Sein dem Sein des anderen zu begegnen. Die Kommunikation mit dem Patienten erfordert, dass die Pflegeperson eigene feste **Wertmaßstäbe** hat, um dem Patienten in angemessener Weise gegenübertreten zu können.
- Voraussetzung für die Qualität der Pflege ist die **Qualität** der Berufsausübung (z. B. die Einstellung zum Beruf und die Organisation der Berufsausbildung).

Da jeder etwas anderes unter Qualität versteht, ist eine allgemeinverbindliche Definition erforderlich. Der Begriff „(Pflege)Qualität" wurde definiert:

Definition: JONES und LEE 1933 (Ärzte): „**Hochqualifizierte Pflege ist Pflege, die alle relevanten Kenntnisse und Techniken anwendet, die der Pflege zur Verfügung stehen!**"

Definition: DONABEDIAN 1968 (Prof. an der Universität von Michigan): „**Qualität ist der Grad der Übereinstimmung zwischen den Zielen des Gesundheitswesens und der wirklich geleisteten Pflege!**"

Definition: WILLIAMSON 1978 (Prof., John Hopkins Universität, Baltimore): „**Qualität ist der Grad des erreichten Erfolgs in der Pflege, der mit verantwortlichem Gebrauch von Mitteln und Leistungen erreicht wird!**"

Definition: ISO[2] 9004 (seit 1987): „Qualität ist die Gesamtheit der Eigenschaften und Merkmale einer Dienstleistung, die sich auf deren Eignung zur Erfüllung festgelegter und vorausgesetzter Ergebnisse bezieht."

Resultat der Pflege

Das Resultat der Pflege wird am **Pflegeziel** gemessen. Wenn das Ziel erreicht wird, ist der Vorgang beendet. Wenn aber Abweichungen

---

[2] Abk. für: **International Standards Organisation** (internationale Vereinigung, in der jedes Mitgliedsland durch die führende Standardisierungsorganisation vertreten ist. Für Deutschland ist das Deutsche Institut für Normung (DIN) zuständig. Ziel der ISO ist die weltweite Vereinheitlichung technischer Standards auf dem Gebiet der Kommunikation und Datenübertragung. Das ISO/OSI-Modell definiert beispielsweise die Standards für durch Netzwerke miteinander verbundene Computersysteme).

vom gesetzten Pflegeziel vorkommen oder neue Pflegeprobleme auftreten, beginnt der ganze Pflegeprozess von neuem. Es müssen zusätzliche Informationen gesammelt werden, Pflegeprobleme und -ziele neu formuliert und die Pflegemaßnahmen entsprechend angepasst werden. Hat jemand eine Magenverstimmung und erreicht nach einem Tag Ruhen und Fasten sein Wohlbefinden wieder, ist der Regelkreis geschlossen, und das Pflegeziel ist erreicht. Der Krankheitsverlauf eines Patienten kann aber mehrere verschiedene Phasen aufweisen und sich über längere Zeit erstrecken. Er muss als **Entwicklungsprozess** gesehen werden, der genau genommen auch als Spirale dargestellt werden kann. Pflegekraft und Patient/Bewohner stehen zueinander in einer **Wechselwirkung** und **beeinflussen** sich **gegenseitig**. Beide werden in ihren Wahrnehmungen von verschiedenen Faktoren beeinflusst. Sie können in der gegenwärtigen Situation liegen oder aus der persönlichen Lebensgeschichte stammen. Der Problemlösungsprozess wird erst wirksam durch die Qualität der Beziehung, die zwischen Personal und Patient zustande kommt. Die Beziehung kann positiv und konstruktiv sein, sie kann aber auch spannungsgeladen sein und destruktive Auswirkungen haben.

Beziehungsprozess

> **Hinweis:** Eine konstruktive Beziehung liegt vor, wenn der Patient gut informiert wird, Vertrauen und Zuversicht hat. Destruktiv wäre die Beziehung, wenn der Patient beschimpft wird und misstrauisch ist.

Faktoren, die die Pflegekraft beeinflussen:

- berufliches Wissen und Können,
- Beziehung zu sich selbst, zu anderen, zu Gott,
- Alter, Lebenserfahrungen, Familie usw.

Faktoren, die den Patienten/Bewohner beeinflussen:

- Krankheitszustände und momentane Erlebnisse,
- frühere Erfahrungen mit Krankheit,
- Beziehung zu sich selbst, zu anderen, zu Gott,
- Alter, Lebenserfahrungen, Beruf, Familie usw.

Tab. 1: Geplante und ungeplante Pflege im direkten Vergleich

	Ungeplante Pflege	**Geplante Pflege**
Pflegedurchführung	situativ, spontan	situationsbezogen, problemorientiert
Pflegequalität	• nur zufälliges Erreichen von Pflegequalität • chaotische Verhältnisse • unüberlegte Pflege	• abgesprochene Pflege • die Pflege wird ständig im Team erörtert • gegenseitige Unterstützung im Team • Einbringen von Ideen
Pflegeevaluation	Der Pflegeerfolg wird nicht überprüft.	Der Pflegeerfolg wird überprüft.

Teamarbeit

Wie Tab. 1 zeigt, ist auch die Beziehung der Pflegekräfte untereinander entscheidend für das Ausmaß der Pflegequalität. Die Vorteile der Pflegeplanung für die Qualitätssicherung liegen in der **Reduktion von Risiken und Pflegefehler** durch Teamarbeit. Außerdem erfolgen dadurch die Sicherstellung einer Kontinuität und Einheitlichkeit der Pflege sowie die Verminderung von Routinetätigkeiten. Dies fördert eine bewusste und individuelle Pflege!

> **Merke:** Die Schaffung einer Atmosphäre, welche die Pflegemaßnahmen wirksam werden lässt, liegt im eigenständigen Handlungsbereich der Pflegekraft.

Ermöglichung von Prüfungen

Der § 137 des SGB V (Sozialgesetzbuch) macht eine schriftliche Fixierung der Pflege erforderlich:
„Krankenhäuser haben sich an Maßnahmen der Qualitätssicherung zu beteiligen und sicherzustellen, dass diese sich auf die Qualität der Behandlung, der Versorgungsabläufe und der Behandlungsergebnisse erstreckt. Die Maßnahmen müssen so gestaltet sein, dass vergleichende Prüfungen ermöglicht werden."

Im § 80 SGB XI ist die Notwendigkeit der Pflegeplanung und ihrer kontinuierlichen Bearbeitung festgeschrieben. Zugelassene Pflegeeinrichtungen sind verpflichtet sich an Maßnahmen der Qualitätssicherung zu beteiligen. Prüfungen durch den Medizinischen Dienst oder von bestellten Sachverständigen sind zu ermöglichen. Die Prüfungen betreffen die Pflege, Versorgungsabläufe und Pflegeergebnisse.

Die Pflegeplanung untermauert den in der Einschätzung durch den Medizinischen Dienst gewonnen Pflegebedarf.

Mithilfe der so genannten Zeitkorridore erfolgt die Einstufung eines Pflegebedürftigen. Die Feststellung der Pflegebedürftigkeit orientiert sich an der tatsächlichen Hilfeleistung im Rahmen des medizinisch und pflegerisch Notwendigen. Die individuelle Betrachtungsweise obliegt dem Gutachter des Medizinischen Dienstes. Dabei sind die Besonderheiten des jeweils zu begutachtenden Einzelfalles deutlich herauszuarbeiten und zu dokumentieren. Das zeigt wie wichtig eine umfassende Pflegeplanung und -dokumentation ist.

Zeitkorridore

Die in der Übersicht aufgeführten Zeitwerte sind nach der „Laienpflege" ausgerichtet. Gemeint ist der Zeitaufwand, den ein Familienangehöriger oder eine andere, nicht als Pflegekraft ausgebildete Pflegeperson für die erforderlichen Hilfeleistungen benötigt. Die Vor- und Nachbereitung zu den einzelnen Verrichtungen ist bei den Zeitorientierungswerten berücksichtigt. Mit den Zeitkorridoren soll erreicht werden, dass jeder Mitarbeiter des Medizinischen Dienstes auf die gleiche Ausgangsbasis zurückgreift. Unterschiede in der Begutachtung sollen so vermieden werden. Die Zeitkorridore sind keine verbindlichen Vorgaben. Von den Zeitwerten kann der Gutachter des Medizinischen Dienstes abweichen. Er muss diese Abweichungen jedoch einzeln begründen. Gemeint sind auch hier wiederum die Zeiten, die ein Laie für die erforderlichen Pflege benötigen würde.

Begutachtung

Merke: Zur Ermittlung der „Pflegebedürftigkeit" durch den Medizinischen Dienst der Krankenkassen stellt die individuelle Pflegeplanung und -dokumentation eine wichtiges Instrument dar!

Körperpflege	Dauer (in Minuten)
Ganzkörperwäsche	20 – 25
Teilwäsche Oberkörper	8 – 10
Teilwäsche Unterkörper	12 – 15
Teilwäsche Hände/Gesicht	1 – 2
Duschen	15 – 20
Baden	20 – 25
Zahnpflege	5
Kämmen	1 – 3
Rasieren	5 – 10
Wasserlassen (incl. Intimhygiene/Reinigung)	2 – 3
Stuhlgang	3 – 6
Richten der Kleidung	2
Wechsel von Inkoslips nach Wasserlassen	4 – 6
Wechsel von Inkoslips nach Stuhlgang	7 – 10
Wechsel kleiner Vorlagen	1 – 2
Wechsel/Entleeren des Urinbeutels	2 – 3
Wechsel/Entleeren des Stomabeutels	3 – 4
Ernährung Mundgerechtes Zubereiten	2 – 3
Essen von Hauptmahlzeiten	15 – 20
Verabreichen von Sondenkost (nur 1 x tägl.)	15 – 20
Mobilität Einfache Hilfe zum Aufstehen/zu Bett gehen	1 – 2
Umlagern	2 – 3
Ankleiden, gesamt	8 – 10
Ankleiden Unter-/Oberkörper	5 – 6
Entkleiden, gesamt	4 – 6
Entkleiden Unter-/Oberkörper	2 – 3
Gehen, im Zusammenhang mit o. g. Verrichtungen	individuell
Stehen = Transfers (z. B. Rollstuhl, Toilette)	1
Treppensteigen (nur innerhalb der eigenen Wohnung)	individuell
Verlassen/Wieder aufsuchen der Wohnung (Arzt, Amt, Apotheke)	individuell

Übersicht 3: Auflistung der zeitlichen Richtwerte (Zeitkorridore)

1.6.2 Qualitätsdimensionen

Da die Qualität der pflegerisch-medizinischen Versorgung von ganz unterschiedlichen Faktoren beeinflusst wird, hat sich in der Literatur die Differenzierung der Qualität nach DONABEDIAN (1968) in folgende Bereiche durchgesetzt:

Differenzierung

- Strukturqualität,
- Prozessqualität,
- Ergebnisqualität.

Strukturqualität

> Definition: Die **Strukturqualität** bezieht sich auf die Rahmenbedingungen, unter denen Pflege stattfindet, wie auf die Art, Größe und Ausstattung der Einrichtung, die Mitarbeiteranzahl und -qualifikation sowie auf die Arbeitsorganisation. Bei der Strukturqualität handelt es sich um bereits im Vorfeld des medizinisch-pflegerischen Handelns liegende, strukturelle Faktoren, welche die Qualität der medizinisch-pflegerischen Versorgung beeinflussen. Dies sind die Rahmenbedingungen für die pflegerische Versorgung.

Zur Strukturqualität gehören nachfolgend aufgelistete Faktoren:

Faktoren/Inhalte

Bauliche Gegebenheiten:

- Krankenhausbau, Krankenhaustyp (Spezialklinik, kommunales Krankenhaus, Träger), Altenheimhausbau, Typ der Pflegeeinrichtung (z. B. Kurzzeiteinrichtung),
- Organisationsform,
- Personalausstattung (offene und besetzte Planstellen, Qualifikation der MitarbeiterInnen),
- Ausstattung der Station oder Wohnanlage (Krankenzimmer, Appartements, Aufenthaltsräume).

Funktionale Gegebenheiten:

- Ausstattung mit pflegerischen Hilfsmitteln,
- hygienische Bedingungen,
- Einzugsbereich,
- sozio-kulturelle Faktoren (Klima, Industrie), Ausbildungs- und Wissenstand.

Das Niveau der Strukturqualität wird bestimmt durch:

- Entscheidungen des Gesetzgebers,
- Krankenhausträger (Investitionsentscheidungen),
- Krankenkassen (Honorare, Pflegesätze),
- Selbstverwaltungsorgane (z. B. Weiterbildungsordnungen).

Prozessqualität

Definition: Die **Prozessqualität** bezieht sich auf den Versorgungs- bzw. Pflegeablauf, zum Beispiel auf die Pflegeanamnese, Pflegeplanung, Pflegedurchführung, Pflegedokumentation und Pflegeevaluation. Sie zielt ab auf die Angemessenheit der medizinischen Behandlungsmethoden und pflegerischen Versorgung, auf die organisatorische Gestaltung von Diagnose- und Behandlungsabläufen, die Zuverlässigkeit der diagnostischen Untersuchungen sowie auf pflegerischen Leistungen. Es handelt sich um die Gesamtheit der Aktivitäten zwischen dem Pflegepersonal und den Patienten/Bewohnern sowie den Mitarbeitern. Sie wird bestimmt durch die technische Qualität diagnostischer Maßnahmen und auch durch das Entscheidungsverhalten des medizinisch-pflegerischen Personals.

Inhalte Zur Prozessqualität gehören:

- pflegerische Handlungen (Pflegeprozess, Berufsqualität),
- Standards,
- Festlegung der Pflegequalitätsstufe,
- Interaktion zwischen den Berufsgruppen,
- Entscheidungsverhalten.

Ergebnisqualität

Definition: Die **Ergebnisqualität** bezieht sich auf die Ergebnisse der Pflege, auf den Zielerreichungsgrad der pflegerischen Maßnahmen, zum Beispiel in Bezug auf das Wohlbefinden und den Gesundheitszustand des Patienten/Bewohners, aber auch in Bezug auf die Mitarbeiterzufriedenheit. Die Ergebnisqualität gibt Antwort auf die Fragen, in welcher Weise und in welchem Ausmaß die medizinisch-pflegerische Versorgung die erwünschten Ziele erreicht. Sie ist abhängig von der Struktur- und Prozessqualität, von der Qualität des ärztlichen Handelns und vom Gesundheitszustand des Patienten/Bewohners.

Inhalte Zur Ergebnisqualität gehören:

- Wohlbefinden des Pflegebedürftigen,
- Pflegeergebnisse,
- Zufriedenheit und Gesundheitswissen der Patienten,
- Verweildauer,
- Vermeidung von Hospitalismus (psychischer und infektiöser Hospitalismus).

Angesichts der Tatsache, dass die Pflege ein komplexes Geschehen und vielen Einflüssen ausgesetzt ist, scheint eine Aussage, welche

Faktoren als direkte Ursache für die Pflegequalität in Frage kommen und wie die Gewichtung dieser Faktoren ist, relativ schwierig. Die Forschung ist noch nicht so weit fortgeschritten, um dahingehend genaue Aussagen machen zu können. Auf einer Station spielen die Umgebung, die baulichen und technischen Einrichtungen, die Qualifikation des Personals, die Organisation, die Informationsübermittlung usw. eine wichtige Rolle. Immer wieder wird aber vom Pflegebedürftigen erfahren, dass die technische und fachliche Qualifikation allein nicht ausschlaggebend für sein Wohlbefinden sind. Die Haltung und die Einstellung der Menschen scheint für die Pflegequalität von größerer Bedeutung zu sein.

Haltung und Einstellung

> **Merke:** Die Qualität der Pflege auf einer Station hängt davon ab, in welchem Grad jeder einzelne und das ganze Pflegeteam sich ihres Tuns bewusst sind, wie sie zwischenmenschliche Beziehungen wahrnehmen und bereit sind, sich selbst und ihre Arbeitsweise zu verändern und weiter zu entwickeln. Diese professionelle Haltung des Pflegepersonals hat direkte Auswirkungen auf das Befinden des Patienten. Daher kann bei der Beurteilung der Pflegequalität vom Erleben des Patienten ausgegangen werden.

1.6.3 Qualitätsstufenmodell

Als Hilfe zur Beurteilung der Pflegequalität hat sich das Qualitätsstufenmodell bewährt, das ursprünglich 1952 von REITER und KAKOSH in den USA entwickelt wurde.

Gefährliche Pflege = Stufe 0
Der Pflegebedürftige erleidet Schaden oder ist durch Unterlassungen oder Fehler vonseiten der Pflege gefährdet. Persönliche Gewohnheiten werden nicht berücksichtigt, es existiert keine Pflegeplanung (z. B. erfährt der Patient kein ausführliches Aufnahmegespräch und wird nicht explizit nach Allergien gefragt).

Sichere Pflege = Stufe 1
Der Pflegebedürftige ist mit dem Nötigsten versorgt, er ist nicht gefährdet und erleidet keinen Schaden. Es handelt sich um eine Minimal- oder Routineversorgung, wo gerade noch die Sicherheit gewährleistet ist, das Sicherheitsbedürfnis des Pflegebedürftigen jedoch kaum berücksichtigt wird. Seine Wünsche werden nur berücksichtigt, wenn die Routine es zulässt.

Angemessene Pflege = Stufe 2
Der Pflegebedürftige erfährt die Berücksichtigung der Bedürfnisse und Gewohnheiten, die er äußert. Es erfolgt eine fördernde und situationsgerechte Pflege.

Übersicht 4: Qualitätsstufenmodell

> **Optimale Pflege = Stufe 3**
> Der Pflegebedürftige und die Angehörigen werden in die Pflegeplanung mit einbezogen und erhalten gezielte Hilfe zur Anpassung an die veränderten Umstände.

> **Hinweis:** Das Stufenmodell erlaubt **keine exakte quantitativ erfassbare Messung**, sondern gibt **qualitative Hinweise**. Es ist ein Hilfsmittel zur Beurteilung der Pflegequalität. Jedes Pflegeteam muss eigene Kriterien für jede Stufe finden, welche die Forderungen für eine gefährliche, sichere, angemessene oder optimale Pflege festlegen.

Standortbestimmung

Die Kriterien sind abhängig von der Situation und dem Ziel einer Station. Sie lassen sich aus dem Leitbild einer Station, also von der Auffassung, wie die Station Pflege begreift, ableiten. Jedes Pflegeteam sollte von Zeit zu Zeit eine Standortbestimmung über ihre Pflegequalität vornehmen.

Stufenmodell als Hilfe

Das Stufenmodell kann eine Hilfe bei der Festlegung realistischer Qualitätsziele für eine Station sein. Auf einer Station können gewisse Aspekte auf der optimalen Ebene, andere auf der angemessenen oder sicheren Ebene liegen. Ziel sollte zunächst die **sichere Pflege** sein, um erste Erfolgserlebnisse frühzeitig spürbar werden zu lassen. Erst später ist das Anstreben höherer Stufen sinnvoll, um so Schuldgefühle und Entmutigung durch unerreichbare Zielsetzungen und allzu hoch gesteckte globale Forderungen möglichst zu vermeiden.

Pflegeverständnis

Eine stationsgebundene Qualitätssicherung erfolgt in mehreren Phasen. Zunächst muss das Pflegeverständnis eindeutig geklärt sein. Dazu ist die Erstellung eines Pflegeleitbildes hilfreich. Nach der Bestimmung der pflegerischen Werte wird ein Thema festgelegt, um die Konzentration auf einen abgegrenzten Problembereich zu lenken. Dazu legen die Pflegekräfte unter Berücksichtigung der Rumba-Forderungen (☞ Kap. 1.5.2) die Pflegestandards wie Struktur-, Prozess- und Ergebnisstandards fest. Darauf folgt die Datensammlung, in welcher alle Pflegenden einer Station, also auch die Auszubildenden, Praktikanten und Zivildienstleistenden usw., eingebunden sind. Die Sammlung selbst übernimmt eine Arbeitsgruppe mithilfe von Beobachtungen, Interviews und Fragebögen. Dann werden die gesammelten Daten mit den erstellten Pflegestandards verglichen (SOLL-/IST-Vergleich). Die Benutzung von Prozentzahlen verzerrt häufig das Bild. Einseitig quantifiziertes Denken sollte nicht übertrieben werden. Eher qualifizierte Resultate ergibt daher die Erstellung und Umsetzung von Änderungsplänen, die jedoch nicht willkürlich, sondern sachlich und mehrheitlich begründet sein sollten.

1.6 Qualitätssicherung

Pflegequalität	Stufe 0	Stufe 1
Bereich	Gefährliche Pflege	Routinepflege
Basispflege (Grundpflege)	Der Pflegebedürftige erleidet Schaden. Sein Äußeres ist ungepflegt.	Der Pflegebedürftige ist mit dem Nötigsten versorgt und erleidet keinen Schaden.
Spezielle Pflege (Behandlungspflege)	Der Pflegebedürftige erleidet vermeidbare Komplikationen. Er erhält keine Informationen.	Der Pflegebedürftige erhält standardisierte Pflege. Er erleidet keinen Schaden. Er erhält nur die notwendigsten Informationen.
Eingehen auf die Bedürfnisse und Probleme	Der Pflegebedürftige erleidet Schaden, Angst und Isolation. Eine Problemlösung wird nicht angestrebt.	Der Pflegebedürftige muss sich anpassen. Er bekommt keine Hilfe in der Auseinandersetzung mit Gesundheitsfragen und keine Hilfe bei Fragen über Leben und Tod.
Kommunikation	Die Kommunikation ist auf ein Mindestmaß reduziert.	Der Pflegebedürftige erfährt stereotype Kommunikationsformen.
Organisation	Es sind dringend Verbesserungen notwendig.	Es herrscht ein hektischer Arbeitsablauf bei vermeidbaren Arbeitsspitzen.
Pflegeplanung, -dokumentation, Informationstransfer und Administration	Das Berichtswesen ist mangelhaft, es existiert keine Pflegedokumentation und keine geplante Pflege.	Die Pflegedokumentation erfolgt nach dem Pflegeprozess, ist jedoch lückenhaft. Zum Verständnis sind viele Rückfragen erforderlich.
Pflegehilfsmittel	Pflegehilfsmittel sind nicht vorhanden und unbekannt.	Pflegehilfsmittel sind nur teilweise vorhanden und werden nicht immer eingesetzt.

Übersicht 5: Merkmale verschiedener Stufen der Pflegequalität [veränderte Form der Kaderschule des Schweizerischen Roten Kreuzes]

Fortsetzung Übersicht 5

Pflegequalität Bereich	Stufe 2 Angemessene Pflege	Stufe 3 Optimale Pflege
Basispflege (Grundpflege)	Die individuellen Bedürfnisse des Pflegebedürftigen werden weitgehend berücksichtigt.	Der Pflegebedürftige ist aktiviert. Er und die Angehörigen erhalten sinnvolle Gesundheitserziehung.
Spezielle Pflege (Behandlungspflege)	Der Pflegebedürftige ist über die spezielle Pflege informiert. Er ist dabei und danach adäquat unterstützt und überwacht.	Der Pflegebedürftige kennt den Sinn der Pflege und ist damit einverstanden. Er und die Angehörigen führen die Pflege ggf. selbst weiter.
Eingehen auf die Bedürfnisse und Probleme	Der Pflegebedürftige kann seine Bedürfnisse ausdrücken, fühlt sich verstanden und kann Kontakte aufrechterhalten. Eine Problemlösung erfolgt nicht immer.	Der Pflegebedürftige ist in die Pflege einbezogen, lernt eine angepasste Lebensweise und erfährt Lebenshilfe (bzw. Sterbebegleitung). Seine Bedürfnisse werden erfüllt.
Kommunikation	Die Kommunikation ist sachlich und höflich, aber in der Regel ungezielt.	Der Pflegebedürftige wird gezielt beraten, und ihm wird weitergeholfen.
Organisation	Es sind Verbesserungen möglich, aber nicht zwingend erforderlich.	Es besteht eine ruhige, geplante und kontrollierte Ablauforganisation.
Pflegeplanung, -dokumentation, Informationstransfer und Administration	Es liegt eine individuelle Pflegeplanung vor. Aus der Problemlösung ergeben sich Rückfragen. Die Dokumentation ist lückenhaft.	Der Pflegebedürftige und seine Angehörigen werden in die Pflegeplanung mit einbezogen. Die interdisziplinäre Zusammenarbeit ist gewährleistet.
Pflegehilfsmittel	Pflegehilfsmittel sind ausreichend vorhanden. Es sind noch Verbesserungen möglich.	Pflegehilfsmittel sind ausreichend vorhanden und werden optimal eingesetzt.

Fortsetzung Übersicht 5

Pflege-qualität / Bereich	Stufe 0	Stufe 1	Stufe 2	Stufe 3
	Gefährliche Pflege	Routinepflege	Angemessene Pflege	Optimale Pflege
Hygiene	Schutzregeln der Hygiene werden nicht eingehalten und sind unbekannt.	Schutzregeln werden kaum beachtet, Verbesserungen sind erforderlich.	Schutzregeln der Hygiene werden nur willkürlich beachtet.	Schutzregeln werden eingehalten und den Erfordernissen angepasst.
Führungsaufgaben	Es herrschen Improvisation und Laissez-faire-Führung vor.	Es herrscht eine willkürliche Handhabung ohne größere Auswirkung vor.	Führungsaufgaben werden wahrgenommen, Verbesserungen sind notwendig.	Die Aufgaben sind sehr persönlichkeits- und verantwortungsfördernd.
Wirtschaftlichkeit	Es bestehen ein unwirtschaftlicher Arbeitsaufwand und ein Materialverfall.	Ø	Ø	Optimale Wirtschaftlichkeit, es besteht kein Materialverfall.

1.6.4 Qualitätszirkel

Qualitätszirkel stellen gegenüber der stationsgebundenen Qualitätssicherung eine kleinere, leichter realisierbare Qualitätssicherungsmaßnahme dar, die sicherlich zukünftig an Bedeutung gewinnen wird.

> **Definition:** Ein Qualitätszirkel ist eine auf Dauer angelegte Gesprächsgruppe mit einer begrenzten Zahl von vier bis sechs MitarbeiterInnen.

Funktion

Die freiwilligen MitarbeiterInnen kommen in der Regel aus der unteren Hierarchie, d. h. von der Basis. Das Treffen erfolgt in **regelmäßigen** Abständen etwa **einmal im Monat während der Arbeitszeit**. Es handelt sich also weder um ein Ehrenamt noch um außerhalb der Dienstzeit bezahlte Arbeit. Auf der Tagesordnung steht die Diskus-

Information

sion über selbst ausgewählte Probleme des eigenen Arbeitsbereiches unter Anleitung eines Moderators mithilfe spezieller Problemlösungstechniken (z. B. Brainstroming, Fischgrätdiagramme). Ziel der Qualitätszirkel ist die Erarbeitung und Einbringung von Verbesserungsvorschlägen. Entscheidend für den Erfolg dieser Qualitätssicherung sind geeignete Rahmenbedingungen. Dafür muss die Pflegedienstleitung den entsprechenden Freiraum lassen, und es sollte die Bereitschaft zur Investition von Zeit und Geld bestehen. Weiterhin sind die Konzeption des Hauses als Orientierungsgrundlage – z. B. das Leitbild – und die Akzeptanz aller Mitarbeiter wichtig. Es ist erforderlich, dass die Mitarbeiter regelmäßig und ausführlich über die Arbeit dieses Qualitätszirkels informiert werden.

Hinweis: Die Qualitätsbeurteilung kann in fünf Qualitätsdimensionen unterteilt werden:

- Annehmlichkeit des tangilen Umfelds: Wie ist das Erscheinungsbild des Personals und die Ausstattung der Räume zu beurteilen?
- Leistungskompetenz: Wie werden die Fähigkeiten und das Können eingeschätzt?
- Zuverlässigkeit: Wie konsequent erfolgt die Durchführung?
- Reaktionsfähigkeit: Wird bedarfsgerecht und marktorientiert, nach entsprechender Nachfrage, gearbeitet?
- Einfühlungsvermögen: Ist die Dienstleistung nach individuellen Kundenwünschen ausgerichtet?

Bitte kreuzen Sie Ihre Beurteilung an!

1. Die pflegerische Versorgung durch die Pflegekräfte ist
   ❏ gut   ❏ mittel   ❏ weniger gut   ❏ schlecht.

2. Das Verhalten der Pflegekräfte ist
   ❏ gut   ❏ mittel   ❏ weniger gut   ❏ schlecht.

3. Die Verpflegung (Frühstück/Mittag/Kaffee/Abendbrot) ist
   ❏ gut   ❏ mittel   ❏ weniger gut   ❏ schlecht.

4. Die Sauberkeit der Wäsche ist
   ❏ gut   ❏ mittel   ❏ weniger gut   ❏ schlecht.

5. Die Räumlichkeiten (Zimmer/Flur/Aufenthaltsräume) sind
   ❏ gut   ❏ mittel   ❏ weniger gut   ❏ schlecht.

6. Was fanden Sie besonders gut?
   _____

7. Was störte Sie am meisten?
   _____

Abb. 9: Fragebogenmuster für Pflegebedürftige zur Qualitätssicherung

Zur Qualitätsmessung sind **Fragebogenaktionen** an Pflegepersonen und auch an Patienten, Bewohnern und Angehörigen **während des Aufenthaltes** in der Pflegeeinrichtung oder **nach der Entlassung** denkbar. Dazu bedient man sich eines standardisierten Fragenkatalogs mit einheitlichen und objektiven Kriterien. Dies erleichtert die Auswertung der Fragebogenaktion und vermeidet subjektive Ergebnisse, die schlecht eingeordnet werden können. Die Kataloge sollten anfangs nicht zu umfangreich sein. So genügt zunächst erst eine grobe Abklärung, sodass sich alle Beteiligten zunächst einmal an die Qualitätssicherung gewöhnen können. Nach der Auswertung des erstens Katalogs wird sich mit den gewonnen Erkenntnissen leichter ein gezielter Fragenkatalog erstellen lassen. Außer Fragebögen sind auch **Pflegevisiten** durch Pflegeexperten sowie intensive **Pflegegespräche** mit dem Pflegeteam geeignete Mittel, um die Qualität der Pflege bestimmen zu können.

Methoden zur Qualitätsmessung

1.6.5 Geeignete Organisationsformen

Neben der Bedürfnisorientierung gibt es weitere Gemeinsamkeiten von Pflegemodellen. Es handelt sich um die Patientenorientierung, die Ganzheitlichkeit und um die professionelle, geplante und individuelle Pflege, in deren Mittelpunkt der Mensch steht. Dabei werden Körper, Seele, Geist und soziales Umfeld als Ganzes betrachtet und beachtet. Diese ganzheitliche Pflege ist am besten im Rahmen einer Individualpflege möglich, bei der eine Pflegekraft für einen Pflegebedürftigen allein zuständig ist.

Individualpflege

Im Rahmen einer Qualitätsdiskussion kann hinsichtlich einer Orientierung an der Pflegeeinrichtung (Krankenhaus, Pflegeheim) die **Funktionspflege** von der ganzheitlichen Pflege unterschieden werden. Bei der Funktionspflege ist die Pflegeeinheit in der Regel eine Station. Die Pflegeperson übernimmt einzelne, fest umrissene Funktionen für alle Patienten auf der Station. Somit erfolgt eine Aufteilung der Gesamtpflege in Teilfunktionen. Die Stationsschwester leitet die Station. Sie hat das Weisungsrecht gegenüber anderen Pflegepersonen, ist verantwortlich für die Durchführung ärztlicher Anordnungen und trägt die Gesamtverantwortung für die Station gegenüber der Pflegedienstleitung.

Funktionspflege

Bei der **ganzheitlichen Pflege/Individualpflege** übernimmt eine Pflegeperson komplett die Vollversorgung eines Patienten. Dies wird in abgewandelter Form auch in der so genannten Gruppen- oder Teampflege angewandt. Die Gruppen- oder Teampflege erfordert kleinere Pflegeeinheiten. Kleine Gruppen von Pflegepersonen übernehmen dabei **sämtliche pflegerische Tätigkeiten** für eine **bestimmte Anzahl** von Patienten/Bewohnern. Die einzelnen Gruppenmitglieder sind an der Planung und Arbeitseinteilung beteiligt. Sie arbeiten in ihrem Bereich selbstständig und eigenverantwortlich. Eine Gruppen-

Vorbild

schwester/ein Gruppenpfleger leitet die Pflegegruppe und führt dabei eher durch engagierte Mitarbeit als durch Anweisungen, sodass man hier im positiven Sinne von einer Vorbildfunktion sprechen kann.

Pflegeleitung

Des Weiteren gibt es die **Zimmerpflege**, bei der ein oder mehrere Zimmer einer oder mehreren Pflegepersonen zugeteilt werden. Die Pflegeperson ist in ihrem klar abgegrenzten Aufgabenbereich selbstständig und eigenverantwortlich tätig. Die Koordination der pflegerischen Aufgaben obliegt jeweils der Pflegeleitung. Sie selbst befasst sich **nicht** aktiv mit den pflegerischen Aufgaben.

Direkte/Spezielle Pflege

Bei Pflegeorganisationsmodellen, die auf den Patienten bezogen sind, spricht man von der **Grundpflege** (direkte Pflege) bzw. von der **Behandlungspflege** (spezielle Pflege). Zur Grundpflege zählen Maßnahmen, welche die Grundbedürfnisse des Pflegebedürftigen betreffen und die der gesunde Mensch selbstständig ausführen kann. Das Pflegepersonal ist in diesem Bereich weitgehend selbstständig und eigenverantwortlich tätig. Die Behandlungspflege beinhaltet Aufgaben, die vonseiten der Diagnostik und der Therapie erforderlich werden, um ein bestimmtes Behandlungsziel zu erreichen. Hier werden die Pflegemaßnahmen vorwiegend vom Arzt verordnet.

Normalpflege
Intensivpflege

Hinsichtlich des Zeitaufwandes unterscheidet man schließlich die **Minimalpflege** von der **Normal-** und **Intensivpflege**. Die **Minimalpflege** beinhaltet die Versorgung von Patienten, die selbst für ihre Gesundheitsbedürfnisse sorgen können, aber einer besonderen Beobachtung durch das Pflegepersonal bedürfen. Die **Normalpflege** kennzeichnet die Versorgung von bettlägerigen Patienten, die nicht selbst für sich sorgen können und einer normalen pflegerischen Betreuung bedürfen. Die Versorgung von Patienten, dessen lebenswichtige Funktionen gestört sind, wiederhergestellt oder künstlich aufrechterhalten werden müssen, spricht für eine **Intensivpflege**. Diese erfordert auch eine Intensivüberwachung. Darunter ist die Versorgung von Patienten zu verstehen, bei denen eine akute Gefahr der Störung von lebenswichtigen Funktionen besteht und die deshalb einer permanenten Überwachung und Pflege bedürfen.

1.6.6 Arbeitsblatt 3: „Qualitätssicherung"

Beurteilen Sie die Pflegequalität dieser Bemerkungen!

Bemerkungen zum Stadium der Pflegequalität	Stadium
1. Der zu unterstützende Mensch ist über den eigenen Haut- bzw. Körperzustand informiert. Er wird in die Planung der Haut- und Körperpflege mit einbezogen.	
2. Die Unterstützung erfolgt falsch oder wird unterlassen.	
3. Der zu unterstützende Mensch wird über den eigenen Haut- und Körperzustand informiert.	
4. Es erfolgt eine Minimalversorgung.	
5. Es findet eine gezielte Beratung bezüglich der individuellen Pflege des Körpers statt.	
6. Planung und Durchführung der Körperpflege richten sich nach den stationsüblichen Richtlinien und Routineabläufen.	
7. Es erfolgt eine Aktivierung und Integration der Ressourcen des hilfsbedürftigen Menschen während der Körperpflege.	
8. Die zu betreuende Person wird nicht mit einbezogen.	
9. Während der Körperpflege erhält die hilfsbedürftige Person Ansprache, wird jedoch nicht weiter informiert bzw. integriert.	
10. Das Pflegepersonal bestimmt die Vorgehensweise bei der Körperpflege.	
11. Die fehlerhaft durchgeführten Maßnahmen fügen dem hilfsbedürftigen Menschen Schaden zu (Zystitis, Soor, Dekubitus).	
12. Zeitpunkt, Dauer und Umfang werden gemeinsam abgestimmt.	
13. Die Pflegemaßnahmen werden korrekt und entsprechend der allgemeinen hygienischen Richtlinien durchgeführt.	
14. Die individuellen Bedürfnisse werden beachtet und integriert.	
15. Die Körperpflege wird nur mangelhaft durchgeführt (ungepflegter Eindruck).	
16. Alle angewandten Pflegemaßnahmen entsprechen den neuesten Erkenntnissen.	
17. Die Prophylaxen werden so durchgeführt, dass der hilfsbedürftige Mensch keinen Schaden erleidet.	
18. Die Prophylaxen werden erklärt und angewandt.	
19. Prophylaktische Maßnahmen werden ungezielt oder gar nicht durchgeführt.	
20. Prophylaxen werden regelmäßig geplant und umgesetzt.	
21. Der hilfsbedürftige Mensch wird angeleitet, die Prophylaxen selbstständig durchzuführen.	
22. Der hilfsbedürftige Mensch wird dahingehend aktiviert und angeleitet, dass er die Körperpflege nach der Entlassung möglichst selbstständig weiterführen kann.	
23. Die Angehörigen werden in die Pflege mit integriert und angeleitet, um eine adäquate Unterstützung bieten zu können.	
24. Während der Körperpflege findet keine verbale Kommunikation statt.	
25. Es findet eine fortlaufende Dokumentation der durchgeführten Tätigkeiten und Veränderungen statt.	
26. Eine zielgerichtete Dokumentation und Evaluation ist obligatorisch.	
27. Bei Bedarf werden nachfolgende klinikexterne Dienste schriftlich bzw. mündlich präzise informiert.	
28. Es erfolgt eine Übergabe bezüglich der Auffälligkeiten bei der Pflege.	
29. Es erfolgt keine oder eine lückenhafte Dokumentation und Informationsweitergabe.	

1.7 Computerunterstützte Pflegeplanung

1.7.1 Vernetzung

Vorteile

Bevor man sich als Computer-Neuling anfangs von mangelnden EDV-Kenntnissen demotivieren lässt, sollte man sich die Vorteile der computerunterstützten Pflegeplanung gegenüber einer handschriftlichen Pflegeplanung bewusst machen. Sie bietet eine enorme Entlastung von lästigen Schreibarbeiten und vereinfacht zudem die Formulierungen von pflegerischen Aussagen, indem **Pflegestandards** in das System integriert und entsprechend abgerufen werden können.

Erwartungen

Den Erwartungen von einer computerunterstützten Pflegeplanung überzeugten Pflegekräfte stehen viele Befürchtungen von besonders kritischen Pflegenden gegenüber. Die Angst vor neuen Technologien, Personalabbau, vor mangelnder Schulung und vor einer trotzdem weiterhin zunehmenden Papierflut sind häufig die Gründe für eine ablehnende Haltung. Die Erwartungen der Pflegenden, die einer computerunterstützten Pflegeplanung positiv entgegen sehen, sind vielseitiger. Im Vordergrund steht hier die **Qualitätsbeurteilung** pflegerischer Handlungen durch eine **Verbesserung der Pflegedokumentation**.

> **Merke:** Der konsequente Nachweis aller pflegerischer Leistungen erfolgt mithilfe der elektronischen Datenverarbeitung wesentlich zuverlässiger. Außerdem entlastet sie das Pflegepersonal von den vielen Schreibarbeiten. Ebenso vorteilhaft ist die schnellere Informationsübermittlung, sodass eine Leistungsanforderung ohne verzögernde Umwege (Sammelbehälter, interne Post) erfolgen kann. Zur Realisierung dieser Vorteile ist allerdings eine angemessene EDV-Ausstattung und eine Vernetzung der Computer (Intranet) erforderlich.

Umfassende Vernetzung

Entscheidend für die praktische Anwendbarkeit ist ein benutzerfreundliches System, das von den Pflegekräften ohne besonders zeitaufwändige Schulungen leicht zu bedienen ist. Das System sollte sich jedoch nicht nur auf den Pflegebereich beschränken. Aufgrund des so genannten Vernetzungspostulats bestehen Verbindungen mit allen anderen Bereichen – insbesondere mit dem ärztlichen, hauswirtschaftlichen und verwaltenden Bereich. Gerade hieraus erwachsen die eigentlichen Vorteile der elektronischen Datenverarbeitung für die gesamte Institution.

Da dieselben Daten an verschiedenen Stellen immer wieder eingegeben werden müssen, wird eine **schnittstellenfreie** Datenhaltung eingerichtet. Dabei wird die Pflegeeinrichtung als Einheit begriffen, die durch ihre Leistung, ihre Qualität und Kostenstruktur bewertet wird. Nur das Zusammenwirken aller Bereiche und nicht deren spezifische Einzelbetrachtung ermöglicht die Vorteile des vernetzten Systems. So ist eine EDV-Unterstützung, die hinsichtlich der Pflegeplanung erfolgt, für sich allein genommen längst nicht effektiv. Diesbezüglich ist also Wert auf eine möglichst umfassende Vernetzung zu legen. Dabei sind alle Bereiche interessant, die mit den elektronisch verarbeiteten Daten in Berührung kommen könnten. Allen Stellen – z. B. Apotheke, Dienstplanung, Heim- bzw. Krankenhausverwaltung, Intensivmedizin, Finanzbuchhaltung, Labor und Stationsarbeitsplatz – stehen die einmal erfassten Daten je nach Bedarf und Berechtigung zur Verfügung. Die Daten müssen lediglich einmal eingegeben werden und können potenziell zum selben Zeitpunkt an jedem Arbeitsplatz abgerufen werden. Über den Bedarf und die Berechtigung entscheidet der Systemadministrator im Einvernehmen mit den betreffenden Abteilungen. Die Benutzerdefinitionen können individuell bestimmt und verändert werden. Oberstes Ziel der Systemsoftwareentwickler ist es, den **gesamten medizinisch-pflegerischen Arbeitsablauf** auf der Station und/oder in den Ambulanzen zu unterstützen. Dazu wird in multimedialen elektronischen Patientenakten der Behandlungsverlauf über die Anamnese, Diagnostik, Aufträge, Befunde, Therapien, Pflegeanweisungen usw. dokumentiert. Um dem gesetzlich vorgeschriebenen Zugriffsschutz auf die Daten gerecht werden zu können, sind eine Menge Voraussetzungen erforderlich. Die Erarbeitung eines solchen Berechtigungskonzeptes liegt jedoch nicht in den Händen der eigentlichen Anwender, sondern gehört in die Hände von Softwarespezialisten, die aktuelle Entwicklungen und Anforderungen berücksichtigen und in das System integrieren. Angesichts der sich permanent ändernden gesetzlichen Rahmenbedingungen und der zunehmenden wettbewerblichen Ausrichtung sind dabei leistungsfähige Informationstechnologien und effiziente Organisationsstrukturen von Bedeutung. Die Pflegeinstitution (Krankenhaus, Pflegeheim) wird dabei als Teil eines Komplexes gesehen, dessen Existenz langfristig gesichert werden soll.

Benutzerrechte

1.7.2 Systemverwaltung

> **Hinweis:** Die Anwender computerunterstützter Pflegeplanungssysteme sollten sich von den komplexen Rahmenstrukturen nicht abschrecken oder verwirren lassen. Vergleichsweise sind es nur einige wenige Bedienungsfunktionen, die für das Erstellen einer Pflegeplanung relevant sind. Außerdem bietet das System selbst viele Hilfe-Funktionen, die in Problemfällen weiterhelfen.

So genannte Systemverwalter gestalten und verwalten die benutzerdefinierten Erfassungsberechtigungen sowie die Voreinstellungen einzelner Funktionen. Um die tägliche Arbeit der Pflegekräfte effi-

Systemverwalter

zient und erfolgreich organisieren und durchführen zu können, muss sich der Systemverwalter neben der Installation und Konfiguration auch in den Einstellungen von Benutzer- und Zugriffsbedingungen auskennen. Der Systemverwalter legt jeweils Benutzer an, an die er bestimmte Rechte zur Bearbeitung ausgewählter Menüpunkte vergeben kann.

Datensicherung

Eine weitere wichtige Aufgabe des Systemverwalters bildet die **Datensicherung**. Bei der Arbeit mit dem Computer kann es durch menschliches oder technisches Versagen zu Fehlern in der Programmausführung oder der technischen Komponenten des Computersystems kommen. Im Extremfall können diese zum Verlust von einzelnen Daten oder zur vollständigen Vernichtung (sowohl der Programme als auch der Daten) führen, wenn zum Beispiel die Festplatte des Rechners oder Servers beschädigt wird/ist. Ein Datenverlust dieser Art kann schnell zu einem immensen finanziellen Schaden führen, wofür kein Hard- oder Softwarehersteller haftbar ist. Das zeigt, wie hoch die Verantwortung des Systemverwalters hinsichtlich der Datensicherung ist und wie bedeutend ein diszipliniert durchgeführtes Sicherungskonzept ist.

Ebenso wichtig sind Wartungsarbeiten. Dateien, die – bedingt durch einen Absturz des Rechners – beschädigt wurden, müssen repariert bzw. mithilfe der Datensicherung wiederhergestellt werden. Auch der Schutz vor Computerviren fällt in den Zuständigkeitsbereich des Systemverwalters. Zur Datensicherung stellen Virenerkennungsprogramme einen Teil des Sicherheitskonzeptes dar. In einzelnen Programmfunktionen hat der Systemverwalter besondere Vorrechte. Dazu gehört die Überprüfung der Medikamentenverwaltung, der Arztdiagnosen und der Pflegeplanung. Hier ist er z. B. berechtigt, anstelle der Aktivitäten des täglichen Lebens (ATLs) die Aktivitäten und existenziellen Erfahrungen des Lebens (AEDLs) zu berücksichtigen oder auch verschiedene Pflegestandards einzugeben (☞ Abb. 10–12, S. 66–68).

Hinweis: An der Datenerfassung bzw. -verarbeitung ist das gesamte Pflegeteam zu beteiligen. Auch Auszubildende, ungelernte Kräfte, Praktikanten und Zivildienstleistende sollten mit der Software arbeiten können, um eine organisierte Pflege zu ermöglichen.

Direkte Erfassung

Nicht selten sind es die Auszubildenden, die patientennah arbeiten und dabei den Pflegebedürftigen direkt beobachten können. Diese direkten Daten müssten sie sonst erst an die zuständige examinierte Pflegekraft weiterleiten. Da eine derartige indirekte Erfassung jedoch die hohe Gefahr von Fehlinformationen in sich birgt, kann die Datenerfassung per EDV nicht nur den examinierten Pflegekräften obliegen. Aufgabe der examinierten Pflegekräfte ist es diesbezüglich

Kontrolle

allerdings, neben der Erfassung der eigenen Daten auch die Daten der Auszubildenden zu kontrollieren, für deren Tätigkeiten sie mit verantwortlich sind.

1.7.3 PLAISIR©

PLAISIR© ist die Abkürzung für Planification Informatisée des Soins Infirmiers Requis und bedeutet frei übersetzt: EDV-gestützte Planung der erforderlichen Pflege. Entwickelt wurde dieses **Pflegezeitbemessungsverfahren** unter der Leitung des kanadischen Informatik-Professors Charles Tilquin. Nach Untersuchungen befürwortet das KDA (Kuratorium Deutsche Altenhilfe), dass dieses Verfahren in allen Heimen (stationäre Langzeitpflege) eingesetzt wird.

Pflegezeitbemessung

Gemessen werden bei dem bereits in vielen Ländern erprobten Verfahren nicht die erbrachten Pflegeleistungen, sondern der **erforderliche Bedarf** an Betreuungsleistungen. Einmal im Jahr wird mittels eines Formulars zunächst mit 195 Merkmalen das „bio-psychosoziale Profil" für jeden Bewohner individuell erfasst, wobei Ressourcen, Probleme sowie Art und Menge der erforderlichen Pflege aufgeführt werden. Außerdem sind etwa 170 mögliche Pflegehandlungen unter Berücksichtigung der notwendigen Zeit, Häufigkeit und Zahl der erforderlichen Pflegekräfte enthalten. Alle Daten werden von einem Evaluationszentrum auf widersprüchliche Angaben geprüft (z. B. die Angabe, dass ein voll mobiler Bewohner zur Toilette geführt werden muss) und von dort telefonisch mit den Pflegekräften vorort geklärt und danach entsprechend korrigiert. Jeder erforderlichen Pflegehandlung wird eine Zeiteinheit zugewiesen (☞ Abb. 13–16, S. 69–72).

Pflegehandlungen

Einige Pflegewissenschaftler betrachten das Verfahren kritisch, weil noch nicht klar ist, wie weit dessen Inhalte mit der Pflegeanamnese (Informationssammlung) und mit der Befunderhebung kompatibel sind. Auch die Kleinteiligkeit der Maßnahmen und der befürchtete sehr hohe Evaluationsaufwand sind umstritten. Das PLAISIR©-Verfahren soll die Transparenz der erforderlichen Leistungen einer Einrichtung nach Art, Ort, Zeit und auch qualifizierte Leistungsvergleiche innerhalb einer Einrichtung ermöglichen. Dieses wäre für leistungs- und qualitätsorientierte Vergütungsverhandlungen sowie für eine individuelle und bedarfsgerechte Personal- und Pflegeplanung sehr bedeutsam!

Leistungsvergleich

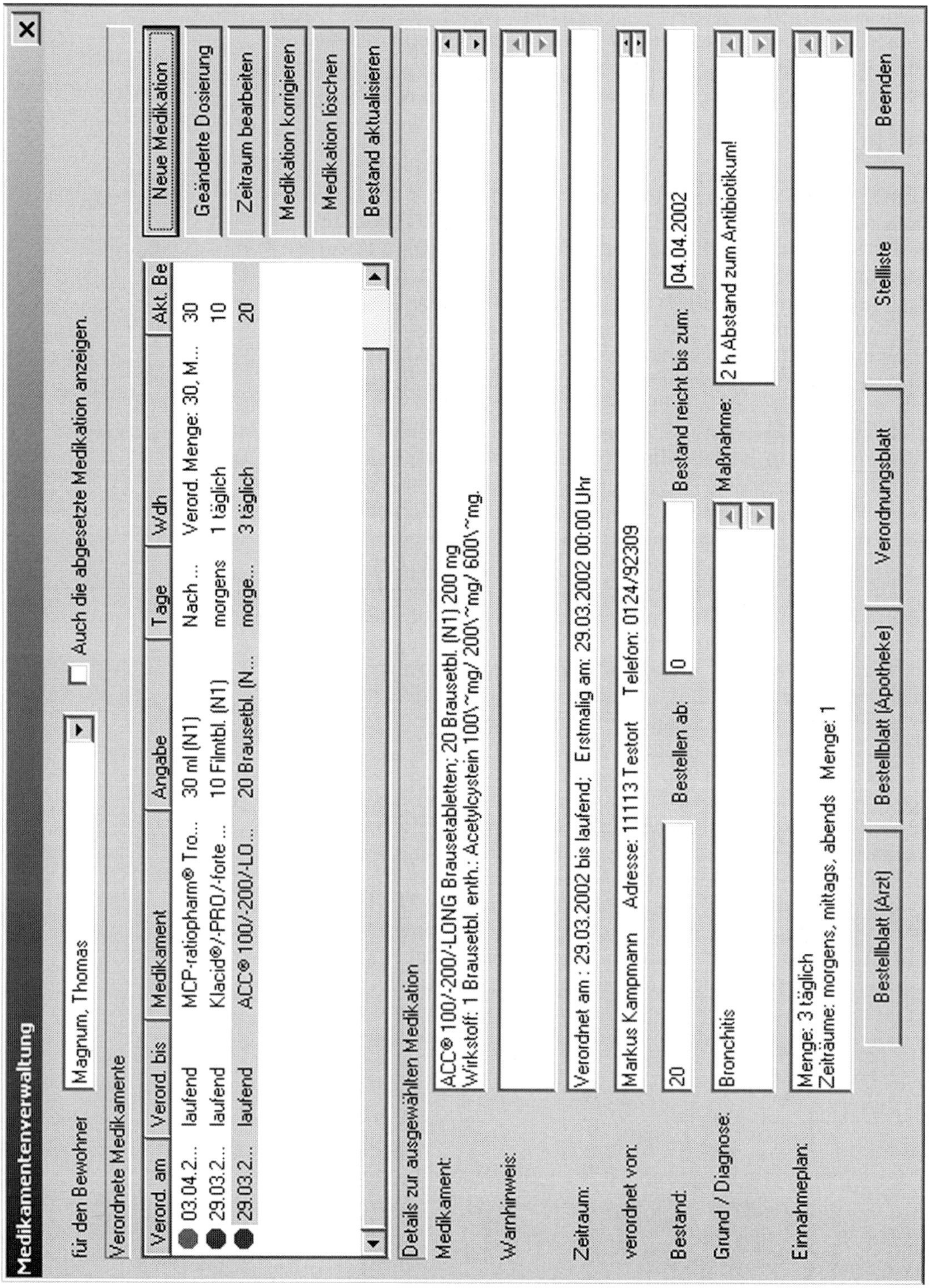

Abb. 10: Medikamentenverwaltung (Vivendi®/Connext)

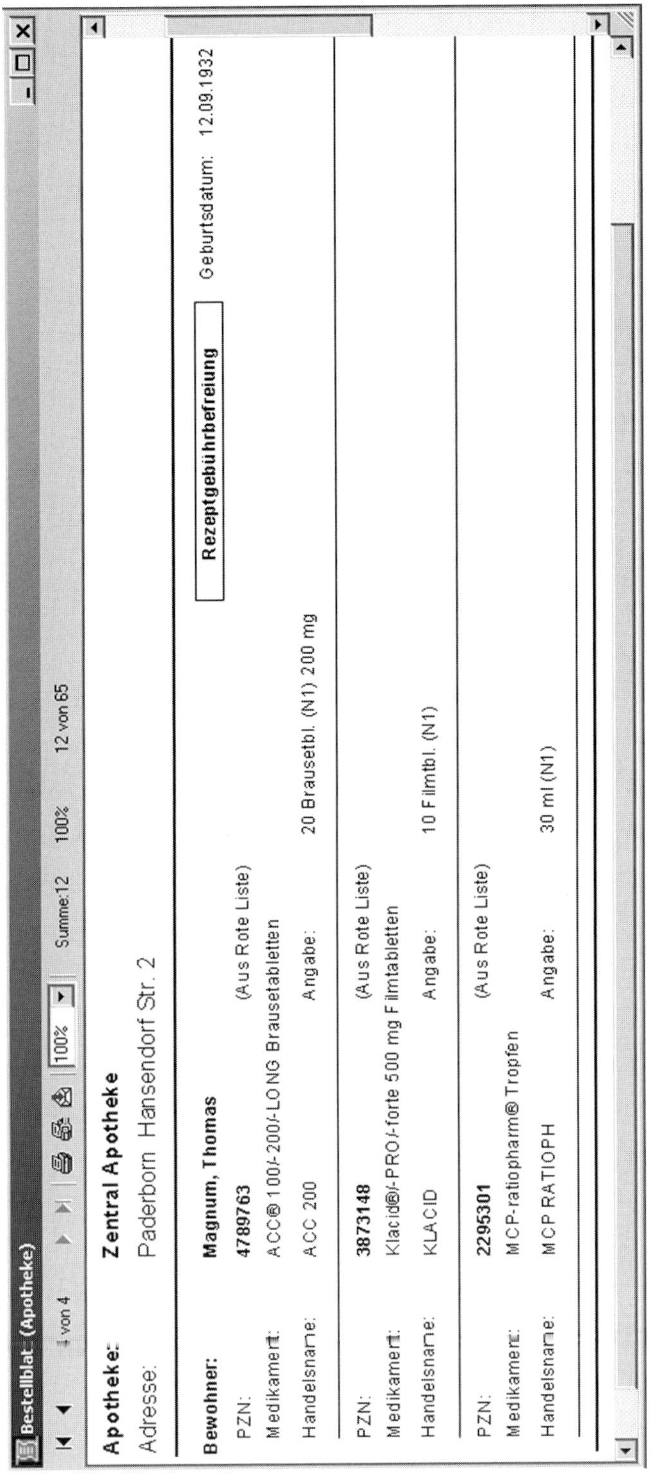

Bestellblatt (Apotheke)					
◄ ▼	▲ von 4 ▲ ▼	🖨 📋 📄	100% ▼	Summe:12 100%	12 von 65

Apotheke: Zentral Apotheke
Adresse: Paderborn Hansendorf Str. 2

Bewohner: **Magnum, Thomas** | Rezeptgebührbefreiung | Geburtsdatum: 12.09.1932

PZN: **4789763** (Aus Rote Liste)
Medikament: ACC® 100/-200/-LONG Brausetabletten
Handelsname: ACC 200   Angabe: 20 Brausetbl. (N1) 200 mg

PZN: **3873148** (Aus Rote Liste)
Medikament: Klacid®/-PRO/-forte 500 mg Filmtabletten
Handelsname: KLACID   Angabe: 10 Filmtbl. (N1)

PZN: **2295301** (Aus Rote Liste)
Medikament: MCP-ratiopharm® Tropfen
Handelsname: MCP RATIOPH   Angabe: 30 ml (N1)

Abb. 11: Medikamentenbestellblatt (Vivendi®/Connext)

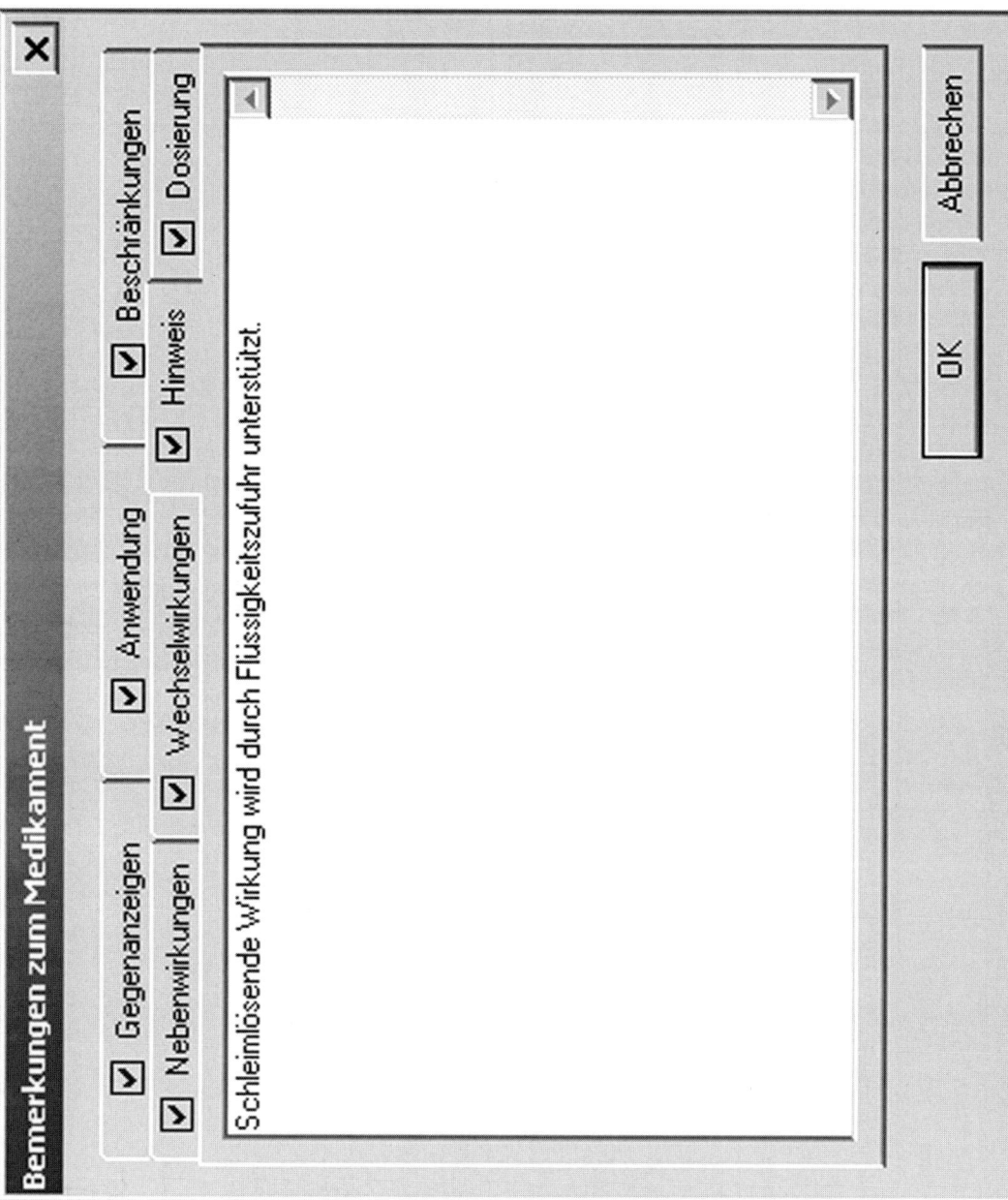

Abb. 12: Medikamenteninfos (Vivendi®/Connext)

1.7 Computerunterstützte Pflegeplanung 69

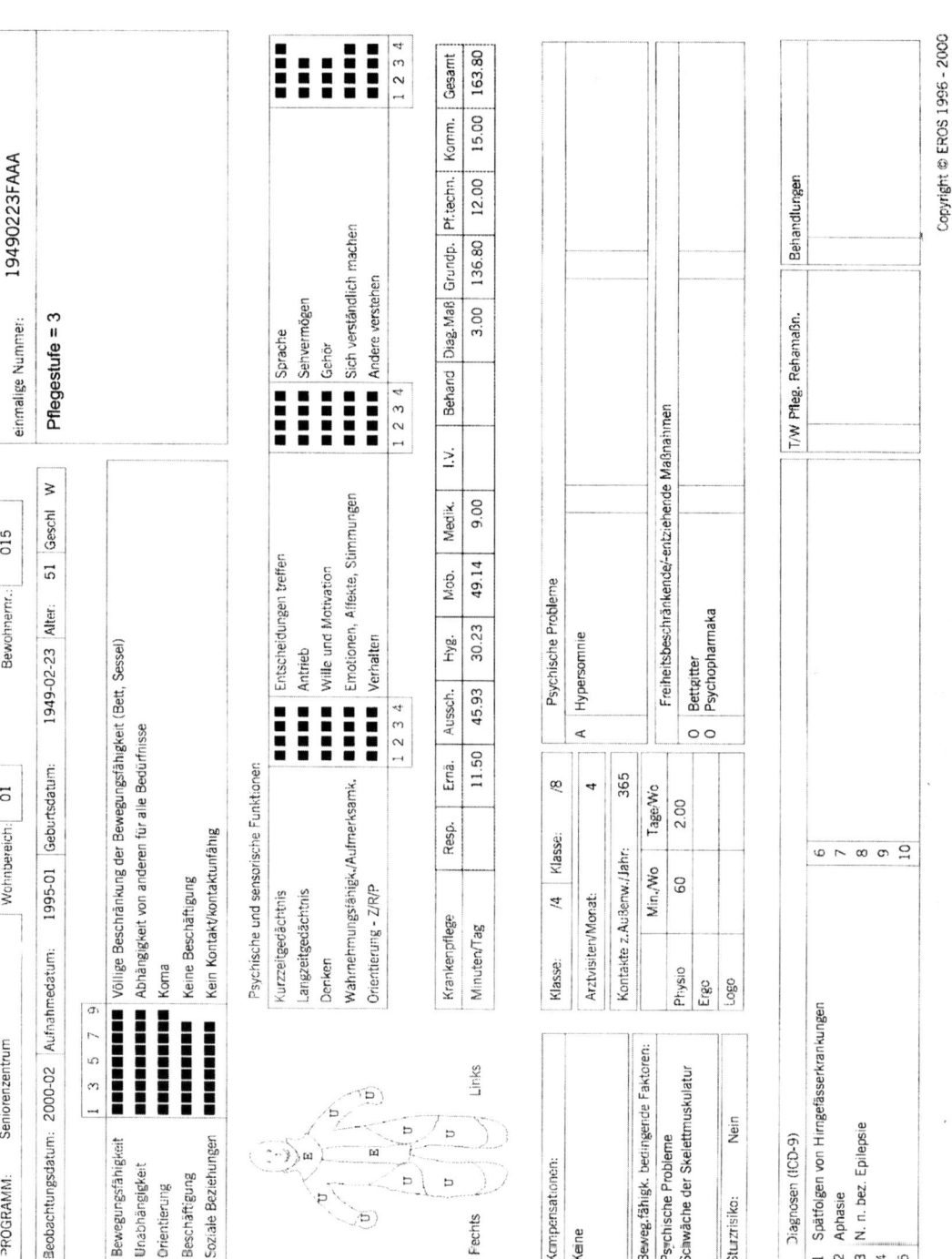

Abb. 13: PLAISIR®-Formular „Gustav"

Programm: **Seniorenzentrum** Stationsnr.: **01** Bewohnernr.: **015** Bewohnername:

Kode	Interventionen	M D M D F S S	7 8 9 0 1 2 3	4 5 6 7 8 9 0 1 2 3	0 1 2 3 4 5 6
1110	Intermittierende enterale Ernährung				
2070	Pflege bei Stuhlinkontinenz: vollständige Hilfe, 2 Pflegepersonen	M D M D F S S H	1 1 mal 1 mal	1 mal	1 mal
2100	Einmalkatheterisierung oder Dauerkatheter legen: vollständige Hilfe	M D S	1	1	
2110	Pflege bei Dauerkatheter: vollständige Hilfe	M D M D F S S	1 1	1 1	
2110	Pflege bei Dauerkatheter: vollständige Hilfe	M D M D F S S	1 1	1 1	
2120	Drainage des Urinauffangbeutels: vollständige Hilfe	M D M D F S S	1 1	1 1	
2130	Blasenspülung: vollständige Hilfe	M D M D F S S	1 1	1 1	
3040	Ganzwaschung im Bett: vollständige Hilfe	M D M F S	1 1	1	
3040	Ganzwaschung in der Badewanne: vollständige Hilfe				
3090	Haare waschen/spülen: vollständige Hilfe			1	
3130	Maniküre/Pediküre: teilweise Hilfe	M D M D S	1 1	1	
3170	Zahnpflege: vollständige Hilfe				
4050	Einreiben und Lagern: vollständige Hilfe, 2 Pflegepersonen	M D M D F S S	1 1	1 1	1
4060	Passive - aktive Übungen: vollständige Hilfe	M D S		1	
4060	Passive - aktive Übungen: vollständige Hilfe	M D M		1 1	1
5020	Ind. unterst. Kom. - schwere kogn. Def. (passiv): teilnahmslos/Stimul. unmögl.	M D M D F S S P	50%	40%	10%
6030	Medikamente - über eine Magensonde: vollständige Hilfe	M D M D F S S	1 1	1 1	
6030	Medikamente - über eine Magensonde: vollständige Hilfe	M D M D F S S	1 1	1 1	
6030	Medikamente - über eine Magensonde: vollständige Hilfe	M D M D F S S	1 1	1 1	
6030	Medikamente - über eine Magensonde: vollständige Hilfe	M D M D F S S	1 1	1 1	
6030	Medikamente - über eine Magensonde: vollständige Hilfe	M D M D F S S	1 1	1 1	
9010	Bio-psycho-soziale Beobachtung (in Abständen)	M D M D F S S H	2 mal	2 mal	2 mal

Abb. 14: PLAISIR®-Formular „Gustav"

1.7 Computerunterstützte Pflegeplanung

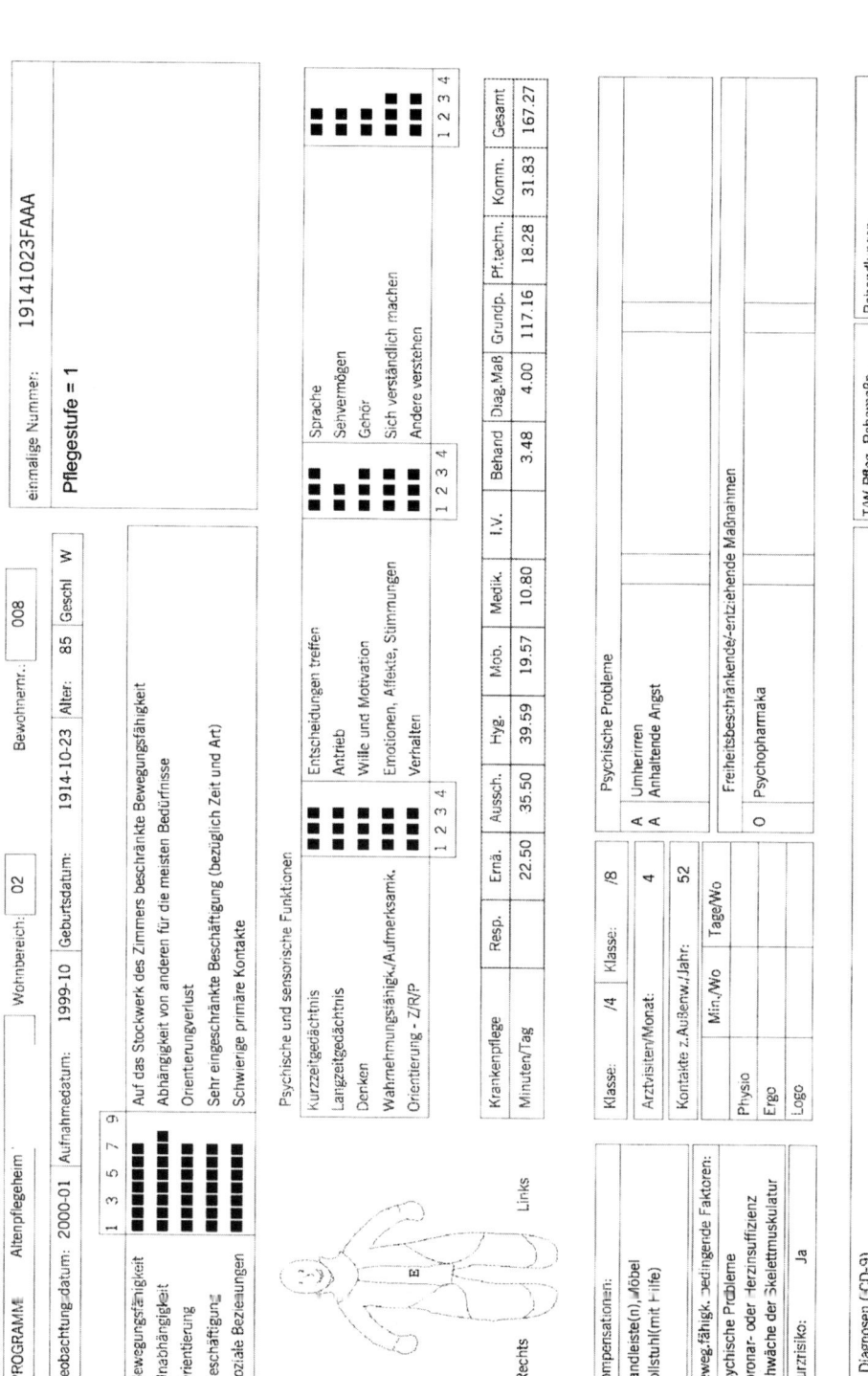

Abb. 15: PLAISIR®-Formular „Gustav"

1 Grundlagen der Pflegeplanung

Programm: ____ Altenpflegeheim Stationsnr.: 02 Bewohnernr.: 008 Bewohnername: ____

Kode	Interventionen	M D M D F S S	7 8 9 0 1 2 3	4 5 6 7 8 9 0	1 2 3 0 1 2 3	4 5 6
1040	Frühstück: teilweise Hilfe	M D M D F S S	1			
1050	Mittagessen: teilweise Hilfe	M D M D F S S		1		
1060	Abendessen: teilweise Hilfe	M D M D F S S			1	
1070	Zwischenmahlzeit: teilweise Hilfe	M D M D F S S	1	1		
1080	Flüssigkeitszufuhr: anleiten	M D M D F S S				
1090	Menüvordruck vervollständigen: vollständige Hilfe	M D M D F S S				
2050	Toilette oder Nachtstuhl: teilweise Hilfe	M D H H	2 mal	2 mal	2 mal	
2060	Pflege bei Unninkontinenz: vollständige Hilfe	M D H H	1 mal			
3030	Teilwaschung am Waschbecken: teilweise Hilfe/st.Anw.	M D S S	1			
3040	Ganzwaschung in der Badewanne: teilweise Hilfe/st.Anw.	M S	1			
3090	Haare waschen/spülen: vollständige Hilfe	M S	1			
3130	Maniküre/Pediküre: teilweise Hilfe	M S	1			
3140	Bartrasur - Enthaarung: vollständige Hilfe	M D S S	1			
3170	Zahnpflege: vollständige Hilfe	M D S S	1	1		
3180	Ankleiden - Bewohner ohne Funktionsstörung: teilweise Hilfe/st.Anw.	M D S S	1			
3190	Auskleiden - Bewohner ohne Funktionsstörung: teilweise Hilfe/st.Anw.	M D S S		1		
4010	Aufstehen - einfach: anleiten	M D F S S	1		1	
4015	Hinlegen - einfach: anleiten	M D F S S		1	1	1
4015	Hinlegen - einfach: anleiten	M D F S S	1	1	1	1
4030	Gehen - einfach: anleiten	M D F S S	1	1	1	1
4030	Gehen - einfach: anleiten	M D F S S	1	1	1	1
5020	Ind. unterst. Kom. - mäßig-leichte kogn. Def.: widersetzt manchmal/leichte Stimul.	M D F P	45% 7 Bew.	40% 1 leit.Pers.	15% -um 10 Uhr für 60 Min	
5130	Unterhaltende Aktivitäten	M D A	1 Bew.	1 leit.Pers.	-um 15 Uhr für 15 Min	
5130	Unterhaltende Aktivitäten	D A	13 Bew.	2 leit.Pers.	-um 10 Uhr für 60 Min	
5130	Unterhaltende Aktivitäten	M A	1 Bew.	1 leit.Pers.	-um 11 Uhr für 15 Min	
6020	Medikamente - oral: teilweise Hilfe	M D F S S	1	1		
6020	Medikamente - oral: teilweise Hilfe	M D F S S	1	1		
6020	Medikamente - oral: teilweise Hilfe	M D F S S	1	1		
6020	Medikamente - oral: teilweise Hilfe	M D F S S	1	1		
6020	Medikamente - oral: teilweise Hilfe	M D F S S	1	1		
6020	Medikamente - oral: teilweise Hilfe	M D F S S	1	1		
6020	Medikamente - oral: teilweise Hilfe	M D F S S	1	1		
6080	Medikamente - subcutan: vollständige Hilfe	M D F S S	1	1		
8480	Nicht aseptischer Verband: vollständige Hilfe	M D F S S H	1		2 mal	
8580	Salbe auftragen ohne Umschlag (06% der Körperoberfläche): vollständige Hilfe	M D F S S	1			
9010	Bio-psycho-soziale Beobachtung (in Abständen)	M D F S S	1	1		
9070	Puls: vollständige Hilfe	D S	1	1		
9080	Blutdruck: 1 Position/1 Extremität	M S	1			
9260	Wiegen: vollständige Hilfe	M S			2 mal	
9400	Hämo - Glucotest: vollständige Hilfe	D S	1			

Abb. 16: PLAISIR®-Formular „Gustav"

2 Pflegeplanung nach dem Pflegeprozess

2.1 Informationssammlung

2.1.1 Beziehungsaufnahme

Die Aufnahme des Bewohners/Patienten ist Bestandteil der täglichen Routinetätigkeiten des Pflegepersonals. Für den Pflegebedürftigen hingegen stellt sie nicht selten eine **erhebliche psychische Belastung** dar. Dies erfordert von der Pflegekraft eine einfühlsame und ruhige Umgangsweise, um die grundlegende Vertrauensbasis schaffen zu können. Dazu gehört die Vorstellung beim Patienten und seinen Angehörigen mit Namen und Funktion (AltenpflegerIn, Krankenschwester/-pfleger, Stationsschwester, Stationsarzt). Nach der Vorüberlegung, in welches Zimmer der Pflegebedürftige unter Berücksichtigung der freien Kapazitäten am besten passen würde, wird er in ein Zimmer eingewiesen (z. B. ist zu beachten, dass zwei Asthmatiker nicht zusammen in einem Zimmer liegen sollten, damit sie nicht gegenseitig ihre psychischen Auslöser der Symptome verstärken).

Schließlich werden dem Pflegebedürftigen die Örtlichkeiten, wie WC, Bad, Aufenthaltsraum, Zimmer, Nachttisch, Rufanlage, Telefon und Fernsehen etc., gezeigt und erklärt. Die Pflegekraft bietet ihre Hilfe beim Auspacken an und nimmt Wertgegenstände gegen Quittung in Verwahrung oder gibt sie den Angehörigen mit. Über die weitere Einnahme mitgebrachter Medikamente entscheidet der Arzt. Aufgabe der Pflegekraft ist es, dem Pflegebedürftigen den Tagesablauf zu erklären (Termin für Frühstück, Mittagessen, Kaffee, Abendessen, voraussichtliche ärztliche Untersuchungen und Pflegemaßnahmen) und ihm bei Bedarf auch einen schriftlichen Plan darüber auszuhändigen bzw. individuell anzufertigen.

Weiterhin wird eine Hausordnung übergeben, in der wichtige Informationen wie z. B. Rauchverbot auf den Fluren hervorgehoben werden sollten. Die Angehörigen sind über die Besuchszeiten und die Telefonnummer der Institution zu informieren. Hierfür eignet sich eine Visitenkarte oder ein allgemeines Informationsblatt.

Schaffung einer Vertrauensbasis

Hinweis: Während der Aufnahme hat die Pflegekraft bereits viele Möglichkeiten, um Informationen über den Pflegebedürftigen zu erhalten. Diese Informationssammlung wird auch als Pflegeanamnese bezeichnet. Sie umfasst die Beziehungsaufnahme, die Beobachtung und die Befragung des Pflegebedürftigen.

Offene Fragen oder Suggestivfragen

In den Gesprächssituationen müssen Pflegende vielfach kreativ und flexibel reagieren. Wichtig ist die Art der Kommunikation, welche gerade in der Phase des Kennen lernens die Beziehung der Pflegekraft zum Patienten stark beeinflussen kann. So macht es zum Beispiel einen großen Unterschied, ob offene Fragen oder Suggestivfragen gestellt werden bzw. ob klare Fragen gestellt und unmissverständliche Aussagen gemacht werden. Zur Erforschung der Wirkung von Fragen bietet sich diesbezüglich folgende Übung an:

Beurteilen Sie diese Fragen hinsichtlich ihrer Suggestion!

Offene Fragen:

- „Wie geht es Ihnen mit Pflegeausbildung?"
- „Wie haben Sie heute Nacht geschlafen?"

Suggestivfragen:

- „Genießen/genossen Sie nicht eine ganz besonders hervorragende Pflegeausbildung?"
- „Diese Pflegeausbildung dient doch sicher sehr Ihrer Persönlichkeitsentwicklung, nicht wahr?"
- „Haben Sie nach der Schlaftablette heute Nacht nicht wunderbar schlafen können?"

Zeitnot, Hektik

Die Wirkung obiger Fragen veranschaulicht, dass offene Fragen und Aussagen aktivieren und mithelfen, das Vertrauen zum Pflegebedürftigen aufzubauen.
Besonders ungeeignet ist das so genannte „Fragen-Bombardement". Dabei werden sehr schnell direkt hintereinander viele Fragen auf einmal gestellt, z. B.: "Was essen Sie zum Frühstück? – Wann gehen Sie zu Bett? – Wer ist Ihr nächster Angehöriger? – Wie lautet ihr Vorname?"
Die Pflegekraft muss für diese enorme Wirkung solcher Fragen sensibilisiert sein, damit sie Informationsgespräche nicht trotz Zeitdruck und Hektik auf eine derartig erhabene und unpersönliche Weise führt.

Begrüßung

Eine ähnliche unangebrachte Formalität sollte auch bei der Begrüßung des Pflegebedürftigen unbedingt vermieden werden. Begrüßungen können sehr unterschiedlich ausfallen, z. B.:

- „Guten Tag Herr Müller, ich heiße Schwester Maria."
- „Seien Sie herzlich willkommen, Herr Müller, ich bin "
- „Guten Tag Herr Müller, wie geht es Ihnen?"
- „Herr Müller, ich bin Schwester Maria." (Die Zeit für eine Grußformel sollte bei allem Stress immer vorhanden sein!)
- „Hallo, ich bin Maria" (z. B. bei Kindern, Jugendlichen).

Der angesprochene Zeitdruck ist in der Pflege leider keine Seltenheit. So benötigen Pflegende im Berufsalltag Techniken, um diesen Stress abbauen und zur Ruhe kommen zu können. Vor dem Betreten eines Patientenzimmers sollte die Pflegekraft den zuvor erlebten Stress ablegen können, um bei ihrer Arbeit nicht davon beeinflusst zu werden. Somit kann sie sich besser auf neue Situationen und Menschen einstellen. Der Patient hat ein Recht darauf, von einer ruhigen Pflegeperson gepflegt zu werden. Dazu empfehlen Fachleute das Erlernen von bewussten Atemtechniken, wie zum Beispiel der Übung: „Ruhe einatmen und ein Lächeln ausatmen."

Techniken zum Stressabbau

> **Hinweis:** Zur bewussten Atemtechnik denken Sie dreimal hintereinander beim Einatmen an „Ruhe" und beim Ausatmen an „Lächeln".

Es geht darum, dass sich die Pflegekraft dieses Verhalten lediglich denkt und es nicht wirklich ausführt. Etwa so, als könnte sie mit dem Einatmen die „Ruhe" aus der Umgebung aufnehmen und mit dem Ausatmen ein „Lächeln" ausströmen lassen. Sinn der Übung ist eine besonders einfache, aus der Meditationspraxis stammende und überall einsetzbare Technik zum Stressabbau mit dem Ziel einer gelungen Einstellung auf den neuen Patienten.

Ziel

Da bei der Informationssammlung die meisten Daten des Pflegebedürftigen erfasst werden, ist die Pflegekraft hier besonders gefordert, korrekt zu arbeiten und alles zu unternehmen, damit die Informationen über den Pflegebedürftigen möglichst **komplett** aufgenommen werden können. Eine Unterstützung bietet das Stammblatt (☞ Abb. 12–15), ein standardisierter Vordruck, der allerdings auch die angestrebte persönliche Atmosphäre des ersten Kennenlernens zerstören kann. Insofern ist das Stammblatt also lediglich als unterstützende Hilfe im Zusammenhang mit einem persönlichen Gespräch und keineswegs als Zeit sparendes Mittel zur Informationssammlung über den Pflegebedürftigen in der Art einer „Abfertigung" einzusetzen.

Persönliche Atmosphäre

2.1.2 Informationsquellen

Bei der Informationssammlung wird besonderer Wert auf die Erfassung der individuellen Daten des Pflegebedürftigen gelegt. Der Pflegebedürftige muss darüber informiert werden, wozu die Daten erforderlich sind. In einer ruhigen und entspannten Atmosphäre wird dabei ein erster Kontakt zwischen der Pflegekraft und dem Pflegebedürftigen aufgebaut. Da die Aufnahme eines Menschen in ein Krankenhaus/Pflegeheim mit vielen Ängsten verbunden sein kann, ist der erste Kontakt zu den Pflegekräften sehr wichtig. Der Pflegebedürftige hat viele Fragen und möchte seine Ungewissheit

Aufnahme

und Ängste abbauen. Wie nachfolgende Übersicht verdeutlicht, ist der Nutzen der Informationssammlung also sehr vielseitig.

- Pflegebedürftigen kennen lernen;
- vorhandene Kräfte und Möglichkeiten erkennen;
- Abklärung von Art und Ausmaß der Pflegebedürftigkeit;
- Grundstein zur partnerschaftlichen Beziehung legen: Die Informationssammlung ist die erste Kontaktaufnahme. Der Pflegebedürftige kann zum ersten Mal erleben, dass die Pflegekraft Zeit für ihn hat und er seine Pflege mitgestalten kann.
- Grundlage für die Pflegeplanung schaffen: In der Informationssammlung werden alle pflegerelevanten Angaben aufgenommen.
- Motivation des Pflegebedürftigen fördern: So weit es möglich ist, sollte er an der Informationssammlung beteiligt werden. Schließlich trägt er im Sinne einer aktivierenden Pflege den Hauptteil an der Lösung seiner Gesundheitsprobleme bei.

Übersicht 6: Sinn und Zweck einer Informationssammlung

Beziehungsqualität

Bereits die Informationssammlung bestimmt die Qualität der Pflege, da zu diesem Zeitpunkt schon eine Beziehung aufgebaut wird, die auch die Wahrnehmung der für den Patienten wichtigen Daten beeinflussen kann. Dabei handelt es sich um Informationen über:

- Personalien: Name, Vorname, Alter, Konfession, Beruf, Wohnort, Nationalität, Versicherungen.
- Diagnose: Verordnungen für Untersuchungen, Medikamente, Therapie. Diese Informationen können der Patienten-/Bewohneradressette sowie dem medizinischen Teil der Dokumentation (ärztliche Anamnese) entnommen werden.
- Soziale Daten: Familiensituation, Familienstand, Angehörige, Kinder, Wohnsituation, Nachbarn, Vertrauenspersonen.
- Lebensbereiche des Patienten, in denen pflegerelevante Probleme auftreten können: Allgemeinzustand, Bewusstseinslage, psychische Verfassung, Schmerzen, Gehschwierigkeiten, tägliche Gewohnheiten, Hygiene, Essen, Schlaf, Erwartungen des Patienten in Bezug auf seine Krankheit und seine Gesundung (Krankheitserfahrungen), allergische Reaktionen usw.

Merke: Die Informationen werden durch Beobachtungen und Gespräche mit dem Patienten/Bewohner und den Angehörigen gesammelt. Sie können aus direkter oder aus indirekter Quelle stammen.

Beispiele für **direkt** gesammelte Informationen sind:

- eigene Beobachtungen von Aussehen, Zustand, Verhalten, nonverbalen Zeichen wie Mimik, Gestik, Schwitzen, Zittern usw. Die

Beobachtung durch die Pflegekraft selbst ist abhängig von ihrer Ausbildung, ihren Fachkenntnissen und ihrer beruflichen Erfahrung;
- Aussagen des Patienten/Bewohners;
- durch das gezielte Gespräch mit dem Patienten/Bewohner.

Beispiele für **indirekt** gesammelte Informationen sind:

- Informationen aus Aufnahmeformularen (Personalien);
- Informationen aus der ärztlichen Anamnese;
- Informationen aus schriftlichen Unterlagen vom Hausarzt;
- Informationen durch Aussagen von Arzt und Angehörigen.

- Persönliche Daten
- medizinische Daten
- soziale Daten
- Allgemeinzustand
- gegenwärtige Beschwerden
- tägliche Gewohnheiten
- Erwartungen des Patienten
- allergische Reaktionen
- Behinderungen.

Übersicht 7: Inhalte der Informationssammlung

Merke: Informationen können subjektiv oder objektiv sein.

Definition: Objektive Daten umfassen Informationen, die beobachtbar und messbar sind, z.B. Gewicht, Größe, Vitalwerte, Beschaffenheit der Haut, Quantität der Flüssigkeits- und Nahrungsaufnahme, Menge der Ausscheidungen und das Ausmaß der Funktionsstörungen.

Bei diesen Daten besteht eine intersubjektive Nachprüfbarkeit, d. h. das Ergebnis der erforschten Informationen würde unter den gleichen Bedingungen auch von mehreren anderen Informationsempfängern erzielt. Die Objektivität setzt **Reliabilität** und **Validität** voraus. Reliabilität kennzeichnet die Sicherheit und Genauigkeit, Validität die Gültigkeit einer Informationserfassung. Aufgrund der Zuverlässigkeit einer Messung erfolgt ein kontrolliertes Messen sowie ein kontinuierliches Vergleichen der ermittelten Werte.

Definition: Subjektive Daten sind Informationen, die etwas beinhalten, was der Bewohner/Patient über seine Empfindungen aussagt und was es für ihn bedeutet, z. B. Müdigkeit, Schmerzen, Kraft, Angst, Sorgen bezüglich der Zukunft, Erwartungen und Vorstellungen.

Vorurteile — Subjektive Daten können auch die eigene Meinung des Informationsempfängers darstellen. Dabei spielten Sympathie bzw. Antipathie gegenüber des Informationssenders eine entscheidende Rolle. Nicht selten sind subjektive Daten von **Vorurteilen** geprägt.

2.1.3 Erstgespräch

Der Pflegebedürftige befindet sich in der Einrichtung in einer neuen, ungewohnten Umgebung und fühlt sich i. d. R. durch die vielen fremden Wahrnehmungen, die er dabei macht, oft sehr verloren. Zudem reagiert er bei Krankheit meist anders als ein gesunder Mensch.

> **Merke:** Primäres Ziel des Erstgesprächs ist der Aufbau einer persönlichen Beziehung. Die Pflegekraft muss sich gegenüber dem Pflegebedürftigen verständlich ausdrücken, um eine persönliche Beziehung zu schaffen.

Persönliche Beziehung — Das Erstgespräch dient der Pflegekraft zur Sammlung von Informationen über den Pflegebedürftigen. Im Gespräch hat sie die Möglichkeit, ihm Ängste nehmen sowie Geborgenheit und Sicherheit vermitteln zu können. Im Vordergrund steht dabei zunächst die Absicht, Hilfe anzubieten.

Weitere Gesprächsinhalte beziehen sich auf die Stationsorganisation (Information über Räumlichkeiten), auf die körperliche und geistige Verfassung, das psychische Befinden, das soziale Umfeld und auf die täglichen Gewohnheiten des Pflegebedürftigen.

> **Hinweis:** Die Pflegekraft konzentriert sich während des Gesprächs darauf, dass sie offene Fragen stellt, Suggestivfragen vermeidet, objektive Daten erfasst und das Gespräch deutlich beendet. Der Pflegebedürftige soll sich nicht abgefertigt vorkommen. Er muss wissen, dass er sich jederzeit melden kann, wenn ihm noch etwas Wichtiges einfällt oder er noch etwas fragen möchte.

Rahmenbedingungen — Für das Gespräch sollte man sich mindestens 15 Minuten Zeit nehmen. Da es sich um sehr persönliche Gesprächsinhalte handelt, sollten Mitbewohner/Mitpatienten hinaus gebeten werden, oder das Gespräch mit dem Pflegebedürftigen sollte in einem ruhigen Zimmer erfolgen. Der Zeitpunkt für das Erstgespräch sollte so früh wie möglich gewählt werden. Dies bedeutet jedoch nicht, dass die Informationssammlung bereits am ersten Tag des Pflegeaufenthalts beendet ist.

> **Vorsicht:** Die Informationsmöglichkeit beginnt sofort und endet erst bei der Entlassung des Pflegebedürftigen!

Zudem verändern sich die Daten im Laufe der Zeit immer wieder, sodass eine regelmäßige Aktualisierung erforderlich ist. Besonders in Altenheimen, in denen sich die Bewohner zum Teil über einen Zeitraum von vielen Jahren befinden, können die Informationen aus dem Stammblatt völlig überholt sein. Eine computerunterstützte Pflegeplanung ermöglicht eine automatisierte, systemgesteuerte Aktualisierung (☞ Abb. 17–24, S. 81–88).

Kontinuierliche Informationssammlung

Für den Pflegebedürftigen hat das Erstgespräch gerade dann, wenn er sich als Neuling in einer Einrichtung befindet, eine **große Bedeutung**. Er fühlt sich i. d. R. fremd und unsicher. Durch das Erstgespräch soll er Sicherheit und Vertrauen gewinnen. Dazu muss er ernst genommen werden und mit in die Pflegeplanung einbezogen werden. Er ist zu informieren:

Bedeutung für den Pflegebedürftigen

- über die Möglichkeiten, wie seine Pflegeprobleme gelöst werden können;
- über seinen Freiraum, wie Ausgang, Besuchszeiten, Telefon, Aufenthaltsräume, Radio und Fernsehen;
- über die Wahlmöglichkeiten, z. B. beim Essen und Trinken und hinsichtlich der Beschäftigungsmöglichkeiten;
- über Beratungsdienste, die Pflegebedürftigen und deren Angehörigen zur Verfügung stehen;
- über unumgängliche Regeln, die einzuhalten sind, z. B. Ruhe- und Besuchszeiten, um keine Missverständnisse aufkommen zu lassen.

2.1.4 Informationserfassung

Mithilfe eines Informationssammelbogens (Stammblatt) können die potenziellen Problembereiche des Pflegebedürftigen leichter und vollständig erfasst werden. Es gibt unterschiedliche Stammblattformulare, in denen die jeweiligen Eintragungen vermerkt werden. Sie umfassen – entsprechend eines ganzheitlichen Pflegeleitbildes – schwerpunktmäßig das **körperliche** und **psychische** Befinden sowie die **geistige Verfassung** und das **soziale Umfeld**. Die körperliche Verfassung bezieht sich auf die Beweglichkeit, körperliche Behinderungen, vorhandene Hilfsmittel (Gehstock, Brille, Zahnprothese etc.) und Allergien. Zur geistigen Verfassung werden Angaben zur Orientierung, z. B. zeitliche, örtliche und Personen bezogene Orientiertheit, gemacht. Das psychische Befinden wird anhand der Aspekte Stimmung, Antrieb und Verhalten (z. B. offenes oder verschlossenes Verhalten) erfasst.

Formblätter/Stammblattformulare

Soziale Daten　Wichtig für das soziale Umfeld sind Beobachtungen der familiären Kontakte und des Verhaltens gegenüber der Mitpatienten/Mitbewohner. Auch die bisherige Wohnungssituation (allein stehend oder aus einem Familienhaushalt), Haustiere, berufliche Situation, Religionszugehörigkeit, Familienstand sowie aktuelle Ereignisse, wie ein Todesfall, sind aufzuführen. Weitere Inhalte des Stammblatts sind die individuellen Lebensgewohnheiten des Pflegebedürftigen und der Grad der Pflegebedürftigkeit, der in mehrere Stufen unterteilt wird.

> **Vorsicht:** Das Stammblatt sollte lediglich als Merkhilfe und niemals zum routinemäßigen Abfragen gebraucht werden, weil dadurch leicht die Entwicklung eines offenen und persönlichen Gesprächs als Grundlage einer partnerschaftlichen Beziehung während des Pflegeprozesses verhindert würde!

Darum sollte der Informationssammelbogen auch erst im Anschluss an das Aufnahmegespräch ausgefüllt werden. Die Dokumentation von wichtigen Daten ermöglicht gegenüber der mündlichen Informationsweitergabe ein effektives und sicheres Arbeiten, weil alle Informationen nachzulesen sind und nicht so schnell verloren gehen können. Sie ist **Voraussetzung** und **Bestandteil einer individuellen Pflege**.

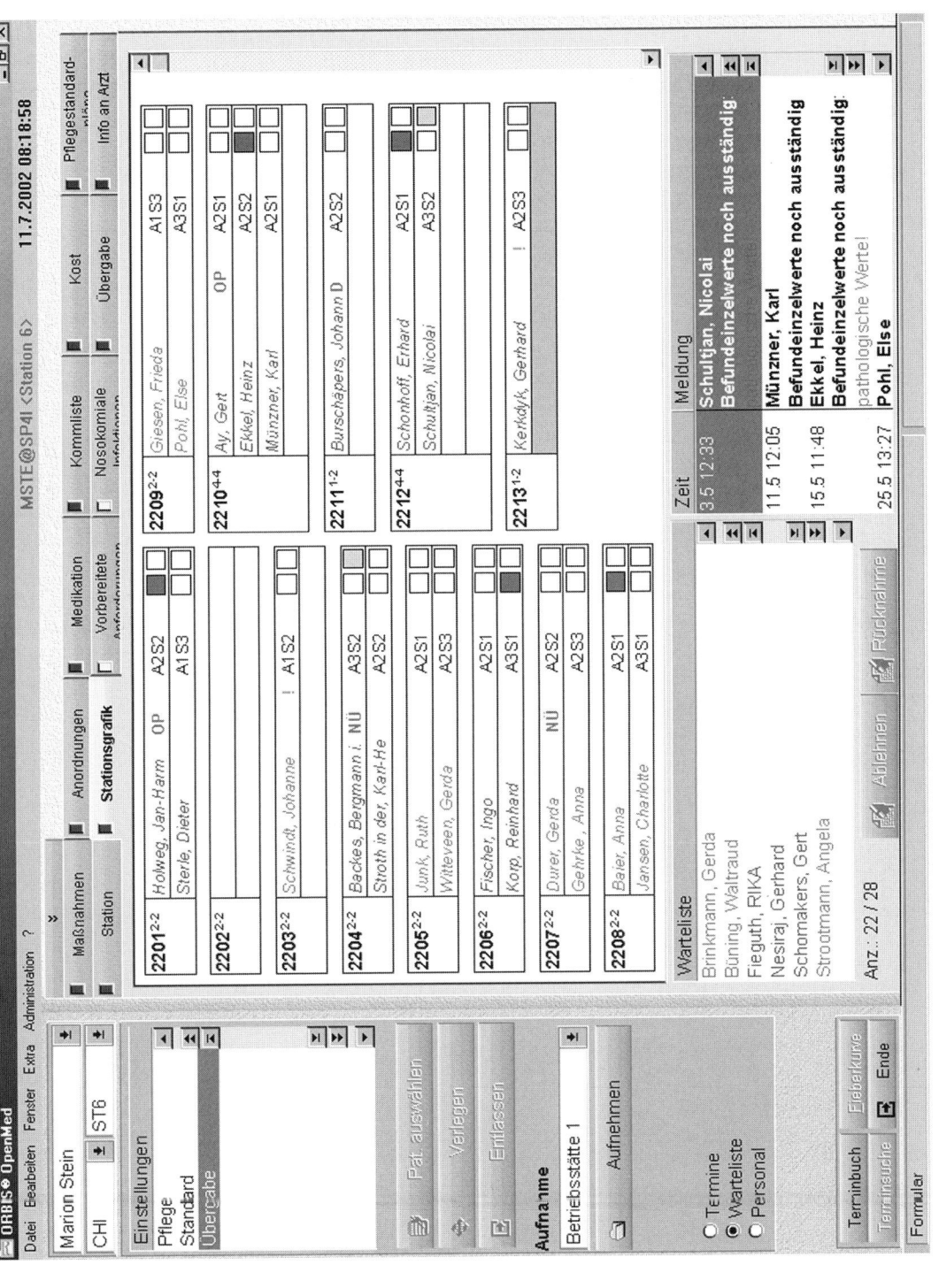

Abb. 17: Stationsgrafik (Open Med®/GWI)

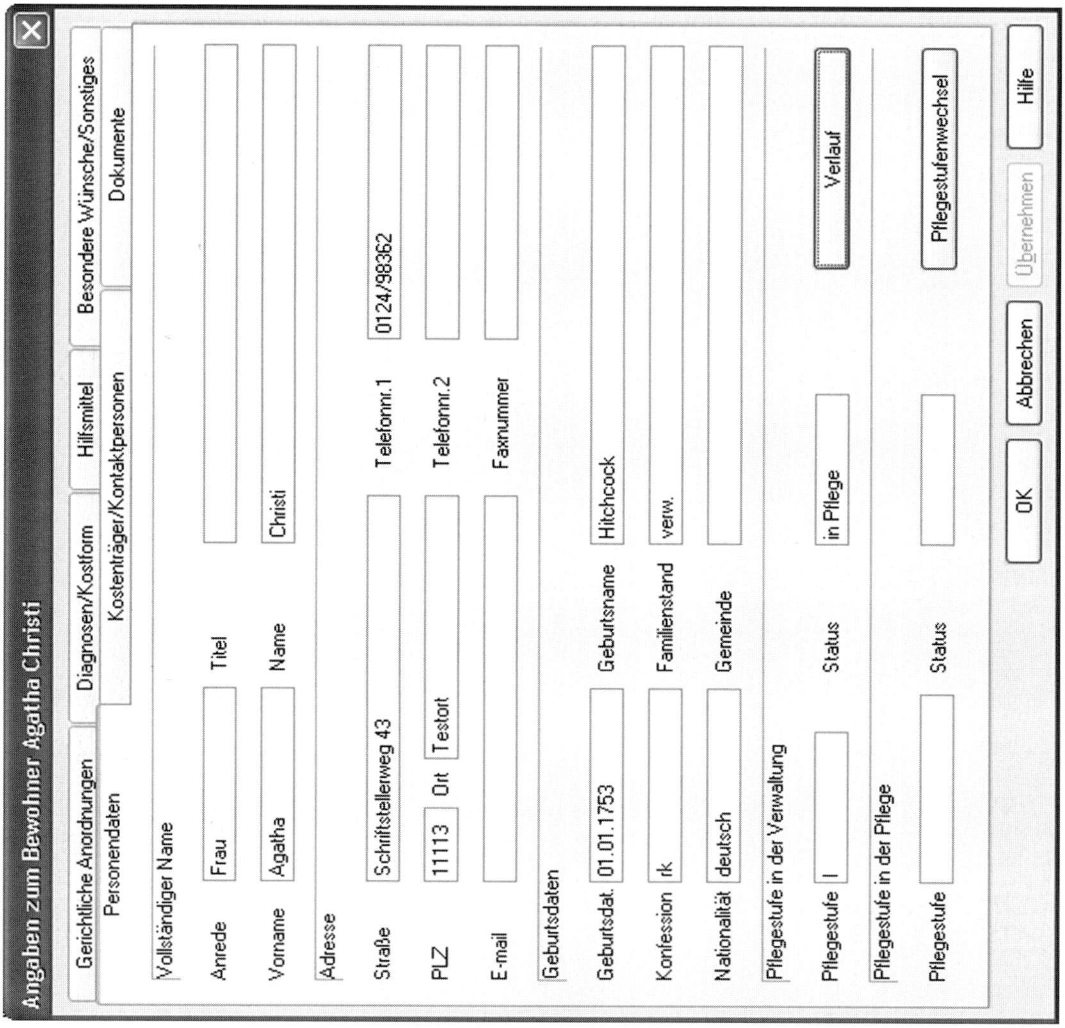

Abb. 18: Pflegeanamnese 1 (Open Med®/GWI)

2.1 Informationssammlung

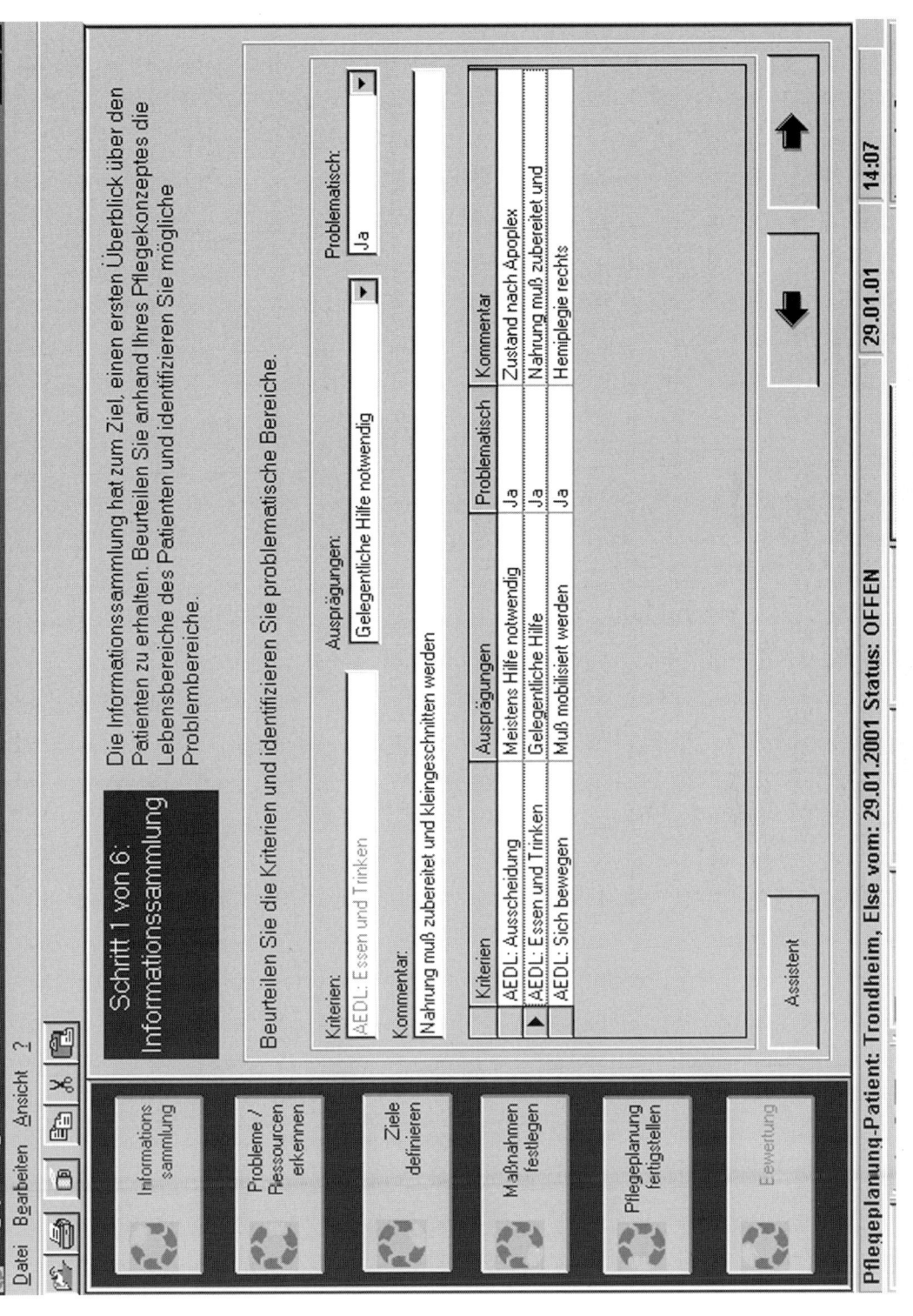

Abb. 19: Schritt 1/6: Informationssammlung (Buchner Pflegeorganisation)

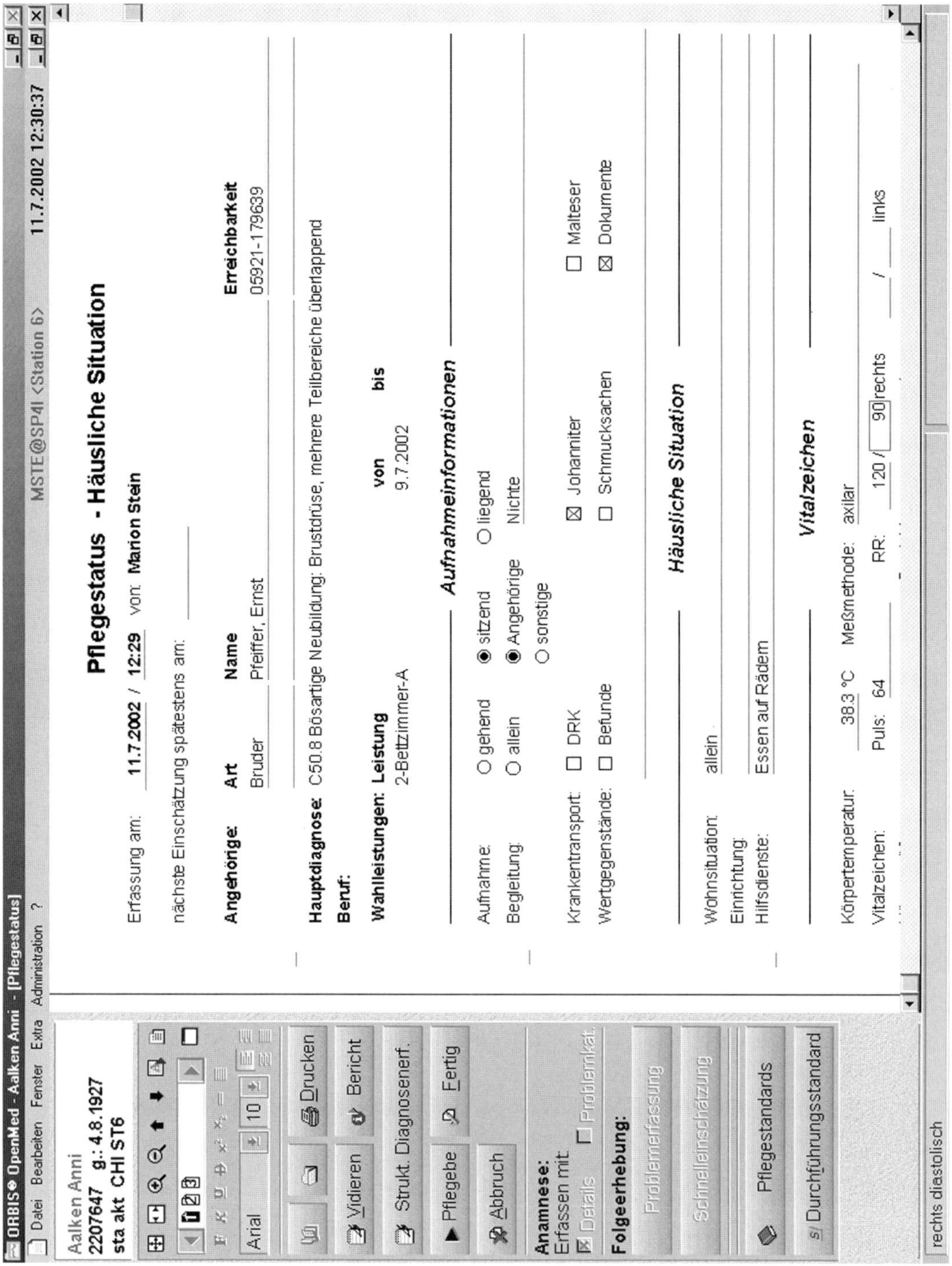

Abb. 20: Pflegeanamnese 2 (Open Med®/GWI)

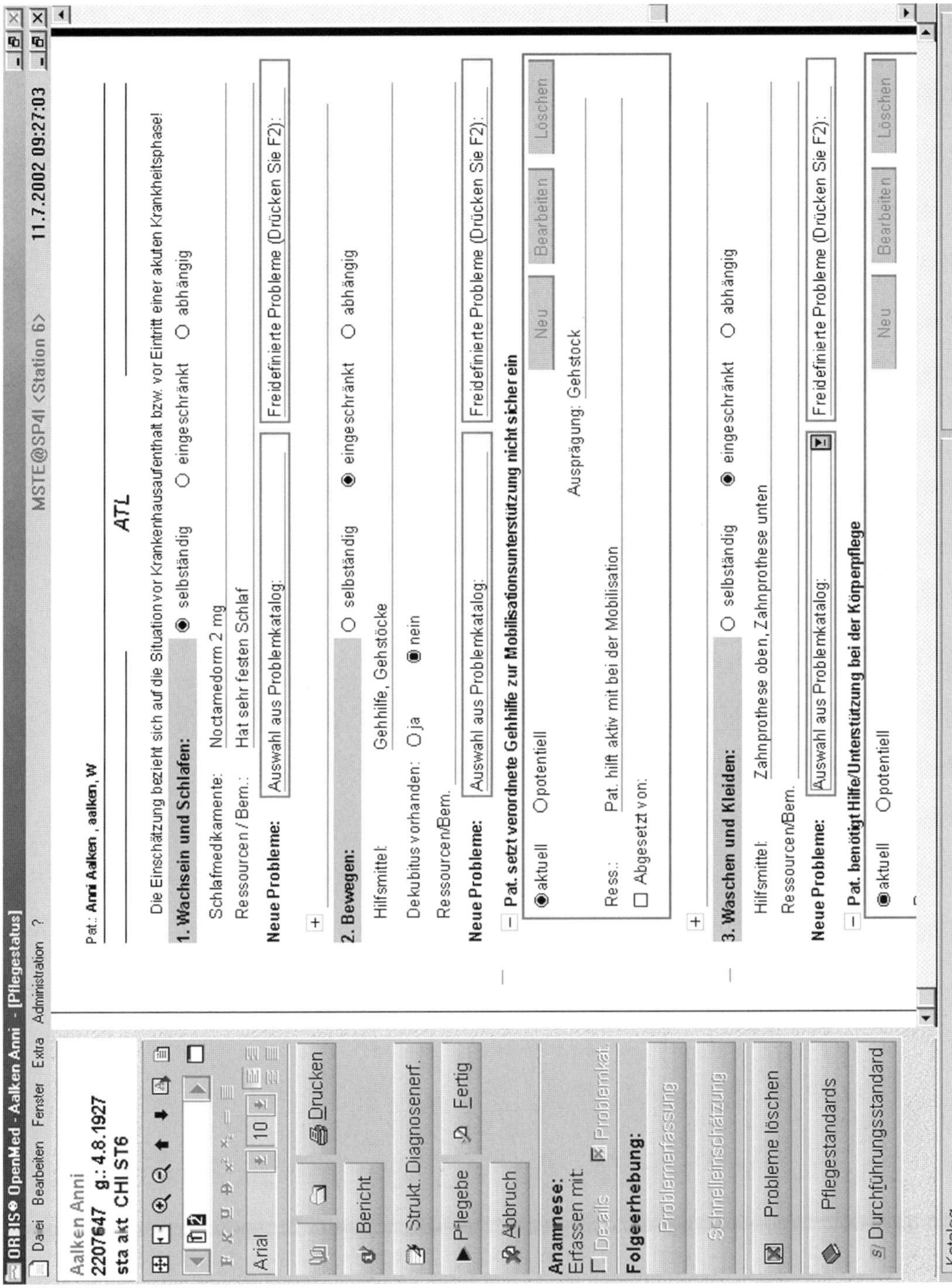

2.1 Informationssammlung

1. Schritt: Informationssammlung

Pat.: **Anni Aalken**, aalken, W

ATL

Die Einschätzung bezieht sich auf die Situation vor Krankenhausaufenthalt bzw. vor Eintritt einer akuten Krankheitsphase!

1. Wachsein und Schlafen: ● selbständig ○ eingeschränkt ○ abhängig
- Schlafmedikamente: Noctamedorm 2 mg
- Ressourcen / Bem.: Hat sehr festen Schlaf
- Neue Probleme: Auswahl aus Problemkatalog   Freidefinierte Probleme (Drücken Sie F2):   [Neu] [Bearbeiten] [Löschen]

2. Bewegen: ○ selbständig ● eingeschränkt ○ abhängig
- Hilfsmittel: Gehhilfe, Gehstöcke
- Dekubitus vorhanden: ○ ja ● nein
- Ressourcen/Bem.:
- Neue Probleme: Auswahl aus Problemkatalog   Freidefinierte Probleme (Drücken Sie F2):
- – Pat. setzt verordnete Gehhilfe zur Mobilisationsunterstützung nicht sicher ein
  - ● aktuell ○ potentiell   Ausprägung: Gehstock
  - Ress.: Pat. hilft aktiv mit bei der Mobilisation
  - ☐ Abgesetzt von:
- +   [Neu] [Bearbeiten] [Löschen]

3. Waschen und Kleiden: ○ selbständig ● eingeschränkt ○ abhängig
- Hilfsmittel: Zahnprothese oben, Zahnprothese unten
- Ressourcen/Bem.:
- Neue Probleme: Auswahl aus Problemkatalog   Freidefinierte Probleme (Drücken Sie F2):
- – Pat. benötigt Hilfe/Unterstützung bei der Körperpflege
  - ● aktuell ○ potentiell

Abb. 21: Pflegeanamnese 3 (Open Med®/GWI)

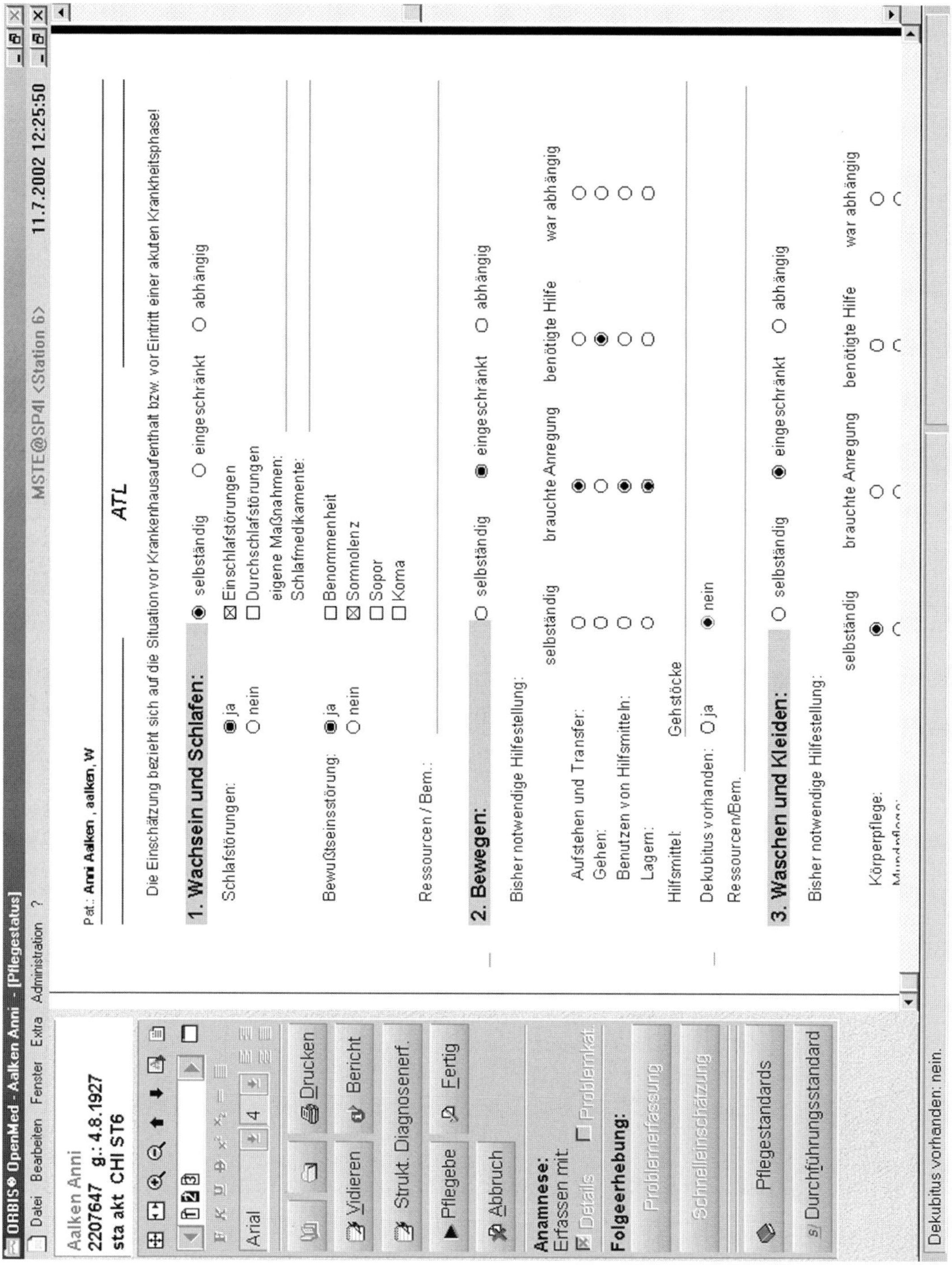

Abb. 22: Stammdaten (Vivendi®/Connext)

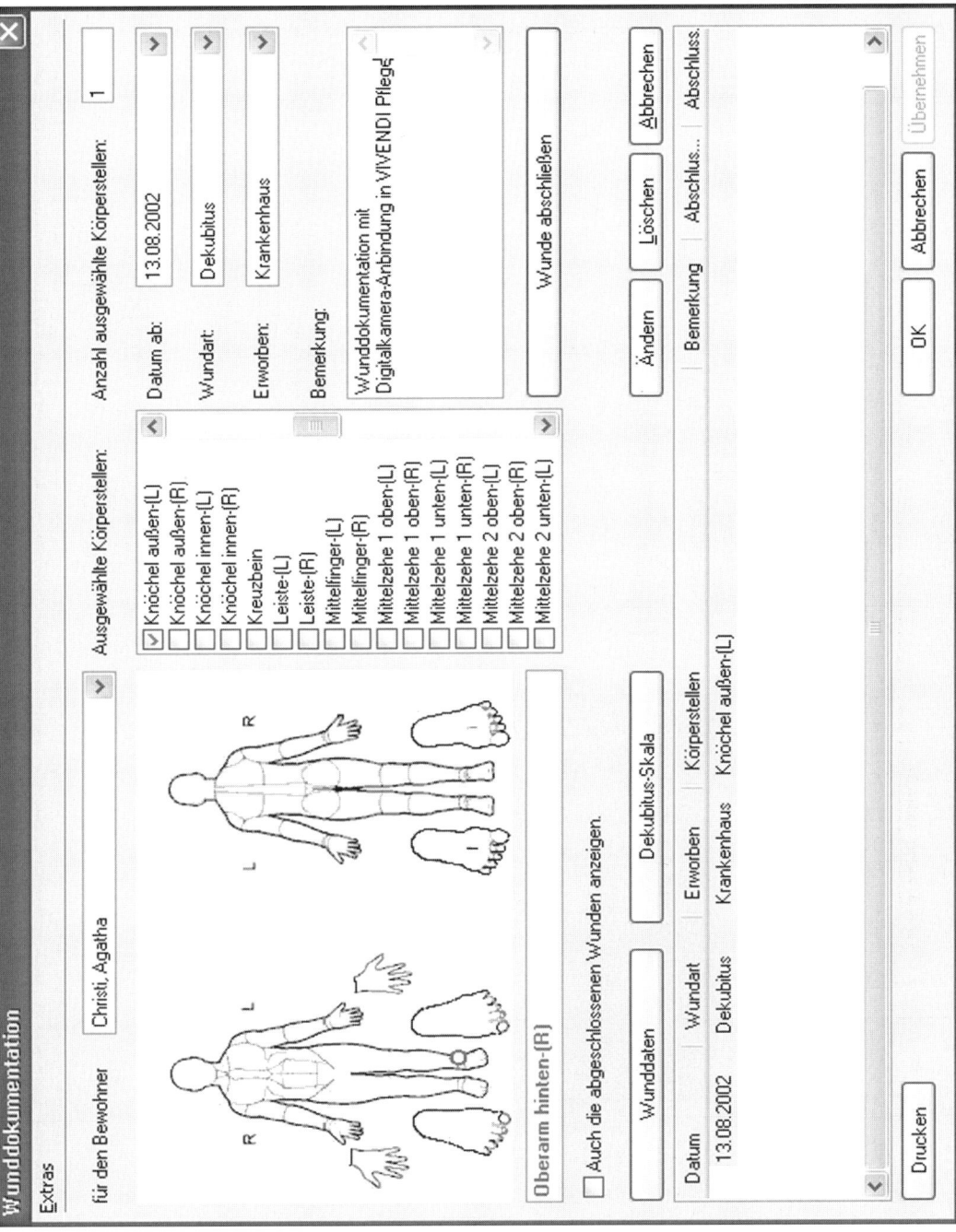

Abb. 23: Wunddokumentation (Vivendi®/Connext)

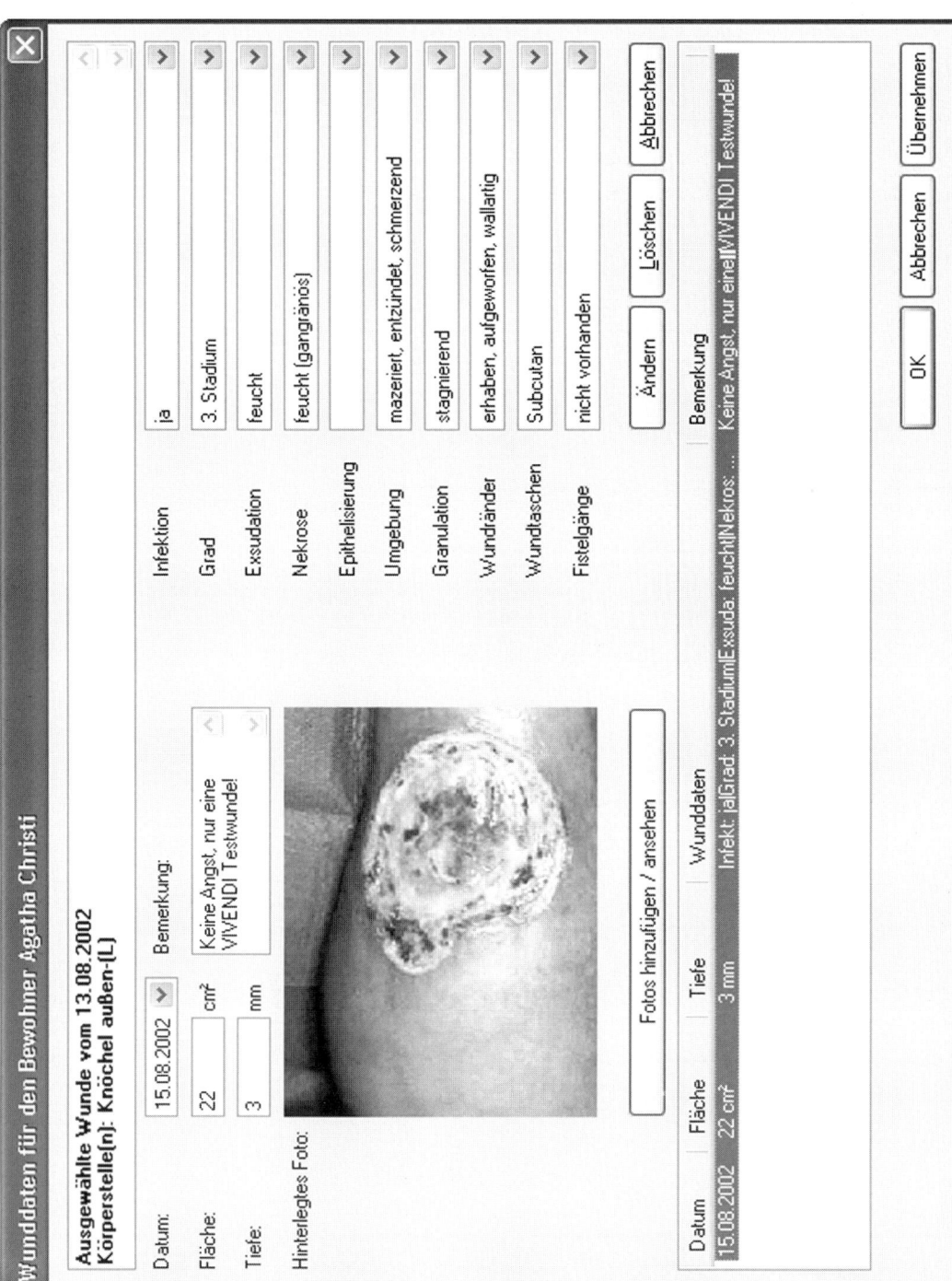

Abb. 24: Wunddokumentation-Foto (Vivendi®/Connext)

2.1.5 Arbeitsblatt 4: „„„Informationssammlung"

Für eine Pflegeanamnese empfiehlt sich die Gliederung nach den ATLs (oder AEDLs). Beschreiben Sie je mindestens drei Aspekte, die Ihrer Ansicht nach in den einzelnen ATLs berücksichtigt werden sollten.

1. ATL: _____
_____
2. ATL: _____
_____
3. ATL: _____
_____
4. ATL: _____
_____
5. ATL: _____
_____
6. ATL: _____
_____
7. ATL: _____
_____
8. ATL: _____
_____
9. ATL: _____
_____
10. ATL: _____
_____
11. ATL: _____
_____
12. ATL: _____
_____

2.2 Ressourcen und Pflegeprobleme

2.2.1 Merkmale

In die Pflegeplanung werden nur solche Pflegeprobleme aufgenommen, die durch die Pflege angegangen werden können. Dabei handelt es sich folglich nicht um die medizinischen Probleme, die in den Zuständigkeitsbereich des Arztes fallen. Man orientiert sich entsprechend den Grundbedürfnissen des Menschen z. B. an den Aktivitäten des täglichen Lebens (☞ Kap. 1.4).

Definition: Eine **Ressource** i. e. S. ist ein natürliches Produktionsmittel für die Wirtschaft (z. B. Erdöl, Kohle). Man kann unter einer Ressource auch ein Hilfsmittel, eine Hilfsquelle, eine Reserve oder ein Geldmittel verstehen. Pflegerisch betrachtet sind Ressourcen Fähigkeiten und Möglichkeiten des Pflegebedürftigen, die zur Behebung von Beeinträchtigung beitragen können.

Innere Ressourcen

Ressourcen sind ein Bestandteil des Gesunden. Es können innere Kräfte, wie die Zugehörigkeit zu anderen Menschen (Fotos von Angehörigen) oder ein starker Glaube, aber auch äußere Ressourcen sein. Dazu zählen z. B. der gute Appetit eines Kleinkindes, der Stock zum Gehen, die Unterstützung der Angehörigen oder die Eigenschaft, gerne Radio zu hören usw. Bei der Informationssammlung erkennt die Pflegekraft nicht nur die Probleme, sondern auch die Ressourcen des Pflegebedürftigen. Eine individuelle Pflegeplanung erfolgt immer **problem-** und gleichzeitig auch **ressourcenorientiert**.

Merke: Mit den Ressourcen werden die Selbstheilungskräfte gefördert. Das kennzeichnet die Bedeutung der aktivierenden Pflege.

Definition: Ein Problem ist eine schwierig zu lösende Aufgabe, eine Schwierigkeit sowie ein Mangel. Unter **Pflegeproblemen** versteht man Beeinträchtigungen des Pflegebedürftigen, die ihn bei den alltäglichen Aktivitäten behindern oder belasten und die mit Pflegemaßnahmen beseitigt oder gelindert werden können.

Klassifikationssysteme und Pflegediagnosen

Zur Vereinheitlichung von Pflegeproblemen werden Klassifikationen erarbeitet. Seit 1982 vereinheitlicht die Nordamerikanische Pflegediagnosenvereinigung (NANDA) so genannte **Pflegediagnosen**. Daneben befasst sich das ICN (International Council of Nurses) sowie die ACENDIO (Association for Common European Nursing Diagnosis, Interventions and Outcomes) als Vereinigung für gemeinsame europäische Pflegediagnosen, Pflegeinterventionen und Pflegeergebnisse ebenfalls mit der Schaffung von Klassifizierungssystemen. Der ICN beschäftigt sich seit 1989 mit der ICNP (International Classification of Nursing Practice), und die ACENDIO arbeitet seit 1993 an der Entwicklung einer Klassifikation für europäische Pflegediagnosen. In Deutschland gibt es noch keine verbindlichen Pflegediagnosen. All diesen Klassifikationen liegt kein Pflegeleitbild zugrunde. Sie orientieren sich an der ICD (International Classification of Diseases), einer internationalen Klassifikation der Krankheiten, die von der Weltgesundheitsorganisation WHO (World Health Organization) erarbeitet wurde.

Stand der Entwicklungen

Die Formulierungen von Klassifizierungen müssen für alle Pflegenden und alle Beschäftigten im Gesundheitswesen verständlich sein. Dazu sind standardisierte terminologische Datenbanken erforderlich, deren Erstellung sehr viel Zeit in Anspruch nimmt, ausgiebig erprobt und eingeübt werden muss. Diese weltweite Erfassung von Pflegediagnosen (Pflegeproblemen), Pflegeinterventionen (Pflegemaßnahmen) und Pflegeergebnissen (Pflegezielen) steckt noch in der Entwicklung und hat hierzulande bisher kaum eine praktische Relevanz.

Möglichkeiten und Grenzen

Hinsichtlich einer individuellen Pflegeplanung sind komplett vorgefertigte Formulierungen von Problemen und Ressourcen, die einer individuellen und ganzheitlichen Pflege entsprechen sollen, schwer vorstellbar. So wird es immer einen speziell veränderbaren Bereich geben, der die Berücksichtigung der komplexen Ganzheitlichkeit des Pflegebedürftigen ermöglicht. Hierüber wird die Pflegekraft auch weiterhin in jedem Einzelfall eigenverantwortlich ihre Entscheidungen treffen müssen. Allein die Selektion aus einem großen Spektrum an Pflegeinterventionen erfordert geschulte und erfahrene Pflegekräfte.

Einteilung der Pflegeprobleme

- Generelle, typische, voraussehbare Probleme:
  Generelle Probleme treten häufig unter den gleichen Bedingungen und Risikofaktoren auf.

Beispiele

> - Die meisten Pflegebedürftigen haben Angst bei einer Einweisung ins Krankenhaus, in ein Altenheim oder vor der Operation.
> - Wohl alle Patienten haben nach einer Operation Schmerzen.

- Verdeckte Probleme:
  Verdeckte Probleme treten vor allem im emotionalen oder zwischenmenschlichen Bereich auf. Sie sind dem Pflegebedürfti-

gen möglicherweise nicht bewusst, aber für die Pflege sehr wohl von Bedeutung. Sie äußern sich in negativen Ausdrucksweisen, Gefühlsäußerungen und auffälligen Verhaltensweisen.

Beispiele

- Ein Bewohner/Patient macht einen niedergeschlagenen Eindruck. Durch offenes Hinterfragen stellt sich heraus, dass er sich Sorgen wegen seiner langen Abwesenheit macht.
- Ein junger Patient befindet sich schon sehr lange auf der orthopädischen Abteilung. Nun wird er konkret auf die Entlassung vorbereitet. Er benötigt die Betreuung durch seine Angehörigen, sobald er nach Hause kommt. Der vorher kooperative Patient macht plötzlich nicht mehr mit. Die Pflegekraft vermutet, dass sich der Patient das Leben zu Hause noch nicht zutraut oder in der Beziehung zu seinen Angehörigen Schwierigkeiten vorhanden sind.

- Unterscheidung in aktuelle und potenzielle Probleme
  Aktuelle (direkte) Pflegeprobleme sind tatsächliche Probleme, die beobachtbar/messbar sind und vom Pflegebedürftigen geäußert oder bestätigt werden können.

Beispiele

- Angstäußerungen
- Stöhnen
- Weinen
- Schonhaltung.

Potenzielle (indirekte) Pflegeprobleme sind im Moment nicht aktuell. Vom Wissen und der Erfahrung der Pflegekraft her ist jedoch die Möglichkeit gegeben, dass sie zusammen mit gewissen Risikofaktoren auftreten könnten.

Beispiele

- Dekubitusgefahr bei einem mageren, bettlägerigen Menschen;
- Pneumoniegefahr bei einem Bewohner/Patienten, der nach Operation bettlägerig ist und wegen Wundschmerzen nicht richtig durchatmen kann.

Was ist kein Pflegeproblem?

Differenzierung

Bei der Erfassung der Pflegeprobleme sind die individuellen Faktoren wichtig. Kann der Pflegebedürftige sein Defizit nicht selbst kompensieren, benötigt er Pflege. Wird er selbst damit fertig, ist es weder für ihn noch für die Pflegeperson ein Problem. Dieselbe Belastung muss nicht für jeden Menschen ein Problem sein.

2.2 Ressourcen und Pflegeprobleme

Vorsicht: Die Gefahr, dass die Pflegekraft dem Pflegebedürftigen ein Problem regelrecht aufzwingt, ist nicht zu unterschätzen. Hier kann sich die Erfahrung der Pflegekraft auch negativ auswirken, indem sie routinemäßig alle Pflegeprobleme berücksichtigt, mit denen sie in der Vergangenheit bereits am häufigsten zu tun hatte.

- Wenn der Bewohner/Patient über einen Hörapparat verfügt, den er selber bedienen kann, stellt das Phänomen Schwerhörigkeit kein Problem dar, das in die Pflegeplanung aufgenommen werden muss. Sie kann aber zu einem Problem werden, wenn der Pflegebedürftige in eine abhängige Situation gerät, in der er den Hörapparat nicht mehr bedienen kann oder nicht tragen darf (Zustand nach Apoplex, Röntgen).
- Die Tatsache, dass bei einem Bettlägerigen der zugängliche Bereich auf Bett, Nachttisch und Stuhl beschränkt ist, bedeutet noch kein Problem für ihn. Ist er nur kurze Zeit krank, hat er die Möglichkeit, sich anzupassen und diese Einschränkung zu akzeptieren. Anders ist die Bedeutung der gleichen Situation für einen Langzeitpatienten. Die Einengung seines Lebensbereiches kann für ihn zu einem großen, andauernden Problem werden.

Beispiele

Die Fähigkeit, mit Belastungen umzugehen, hängt von **individuellen Faktoren** ab, z. B. von:

Individuelle Faktoren

- physischen und psychischen Kräften,
- Durchhaltevermögen,
- Wissen,
- Willen,
- Mut,
- Fertigkeiten,
- vorhandener Unterstützung durch Bezugspersonen,
- Bedeutung, welche die Belastung in einem bestimmten Zeitpunkt für den Pflegebedürftigen hat,
- früheren Erfahrungen mit ähnlichen Situationen.

2.2.2 Formulierungshilfen

Merke: Probleme werden kurz und knapp, exakt und spezifisch sowie objektiv formuliert.

Um in den Formularen zur Patientendokumentation wenig Raum zu beanspruchen und die Pflegeprobleme prägnant, übersichtlich und unmissverständlich aufzuführen, werden die Pflegeprobleme kurz und knapp formuliert.

Kürze/Knappheit

Exaktheit/Spezifität
Um eine klare und eindeutige Beschreibung des Zustandes zu bekommen, werden Pflegeprobleme exakt und spezifisch formuliert. Zum Beispiel erfolgen Angaben darüber, in welchem Bereich der ATL die Einschränkungen bestehen. Dabei wird die Art und Weise des Defizits möglichst explizit beschrieben. Im Einzelfall werden schließlich die Zielsetzung und die Planung der Pflegemaßnahmen gemäß dem spezifischen Pflegeproblem jeweils unterschiedlich sein.
Beispiel: Ein gestörter Schlaf kann unterschiedliche Ursachen haben. Es kann sein, dass der Betroffene aufgrund von Schmerzen nicht zu Ruhe kommt. Möglich ist aber auch, dass die Ruhezeiten tagsüber zu lange waren und er deswegen in der Nacht nicht schlafen kann.

Objektivität
Durch korrekte Beobachtungen (sachlich, nicht subjektiv) werden die Pflegeprobleme frei von einseitigen Interpretationen und Werturteilen formuliert.
Beispiel: „Frau ... ist schwierig und launenhaft. Sie hat an allen etwas auszusetzen." So formuliert ist es ein Problem für die Pflegekraft, mit dem sie nicht fertig wird. Der Pflegebedürftige wird abgestempelt und schuldig gesprochen, was weder ihm noch der Pflegekraft weiterhilft.

Ressourcen sind in der Regel **schwieriger** zu bestimmen als Probleme. Während die Beschwerden des Patienten meistens mehr oder weniger offensichtlich sind, gelten die Ressourcen als selbstverständlich und treten nicht so klar ins Bewusstsein.

Beispiele:
- „Frau ... schläft gut, ist dadurch tagsüber erholt."
- „Sie hat eine positive Lebenseinstellung, ist frohen Mutes und kann rasch motiviert werden."
- „Frau ... hat ein klares Denkvermögen, ist geistig rege."
- „Frau ... erhält Besuch vom Ehemann und Freunden."
- „Frau ... hat eine eigene Wohnung mit Garten."
- „Frau ... hat keine finanziellen Probleme."

Merke: Die individuelle Berücksichtigung aller Pflegeprobleme und Ressourcen bewirkt keinen Mehraufwand, sondern letztlich eine Entlastung im Rahmen der täglichen Routine. Die Pflegebedürftigen sind dankbar, wenn ihre Individualität geschätzt und berücksichtigt wird. Durch Kleinigkeiten wird ihnen das Gefühl vermittelt, sich der Pflegekraft anvertrauen und ihr kooperativ mithelfen zu können.

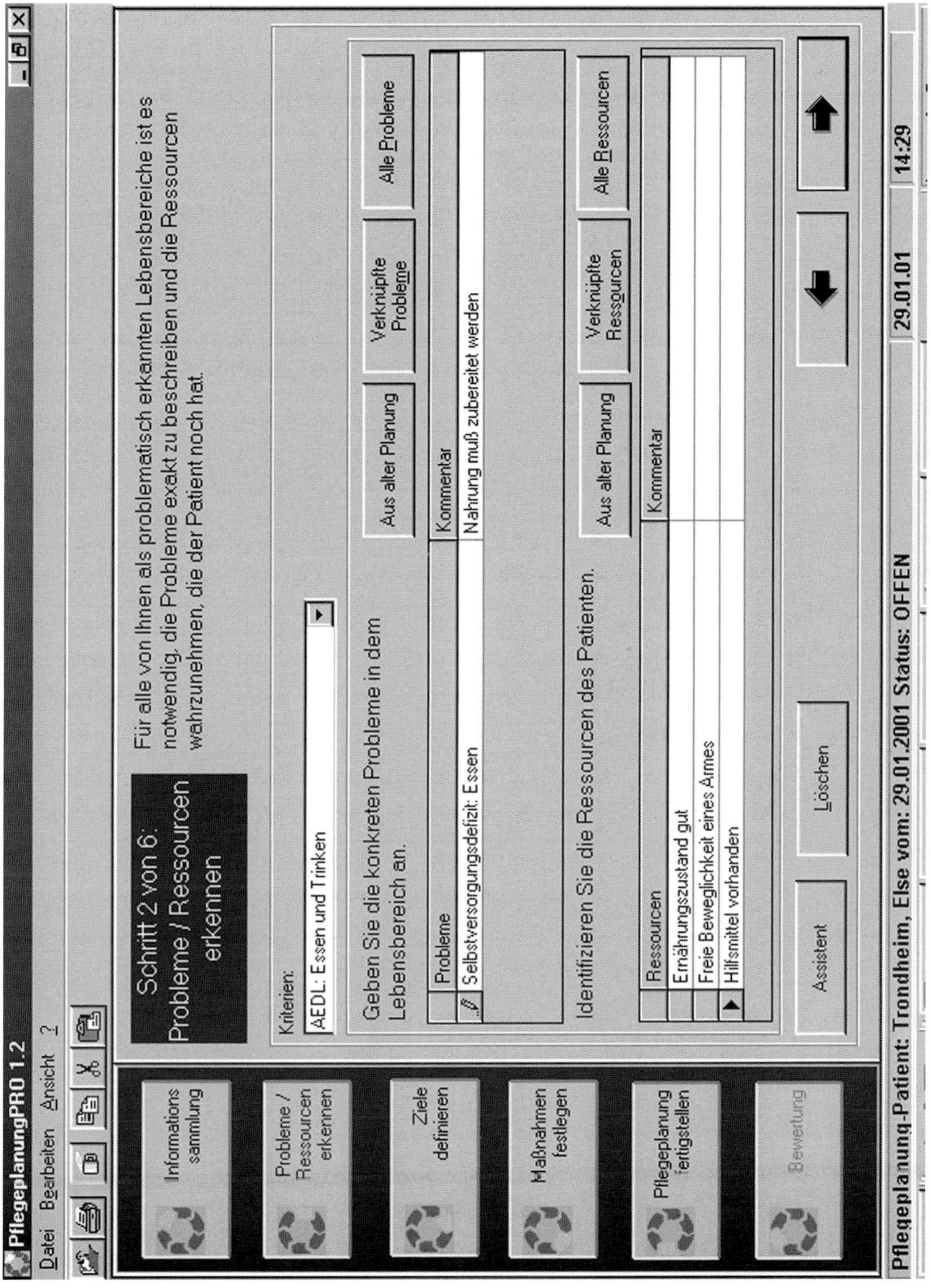
PflegeplanungPRO 1.2
Datei Bearbeiten Ansicht ?
Informations sammlung
Probleme / Ressourcen erkennen
Ziele definieren
Maßnahmen festlegen
Pflegeplanung fertigstellen
Bewertung
Schritt 2 von 6: Probleme / Ressourcen erkennen
Für alle von Ihnen als problematisch erkannten Lebensbereiche ist es notwendig, die Probleme exakt zu beschreiben und die Ressourcen wahrzunehmen, die der Patient noch hat.
Kriterien:
AEDL: Essen und Trinken
Geben Sie die konkreten Probleme in dem Lebensbereich an.
Aus alter Planung
Verknüpfte Probleme
Alle Probleme
Probleme
Kommentar
Selbstversorgungsdefizit: Essen
Nahrung muß zubereitet werden
Identifizieren Sie die Ressourcen des Patienten.
Aus alter Planung
Verknüpfte Ressourcen
Alle Ressourcen
Ressourcen
Kommentar
Ernährungszustand gut
Freie Beweglichkeit eines Armes
Hilfsmittel vorhanden
Assistent
Löschen
Pflegeplanung-Patient: Trondheim, Else vom: 29.01.2001 Status: OFFEN
29.01.01
14:29

Abb. 25: Schritt 2/6: Probleme und Ressourcen erkennen (Buchner Pflegeorganisation)

2.2.3 Arbeitsblatt 5: „Ressourcen und Pflegeprobleme"

Formulieren Sie für jede AEDL eine Ressource (R) und ein Pflegeproblem (P).

1. AEDL: _____ (R): _____
   (P): _____
2. AEDL: _____ (R): _____
   (P): _____
3. AEDL: _____ (R): _____
   (P): _____
4. AEDL: _____ (R): _____
   (P): _____
5. AEDL: _____ (R): _____
   (P): _____
6. AEDL: _____ (R): _____
   (P): _____
7. AEDL: _____ (R): _____
   (P): _____
8. AEDL: _____ (R): _____
   (P): _____
9. AEDL: _____ (R): _____
   (P): _____
10. AEDL: _____ (R): _____
    (P): _____
11. AEDL: _____ (R): _____
    (P): _____
12. AEDL: _____ (R): _____
    (P): _____
13. AEDL: _____ (R): _____
    (P): _____

2.3 Pflegeziele

2.3.1 Merkmale

> **Definition:** Ein Ziel ist immer ein Punkt oder ein Zustand, den man erreichen möchte. Wer nicht weiß, wohin er will, braucht sich nicht zu wundern, wenn er ganz woanders ankommt. Das Pflegeziel beschreibt den Zustand, der mit der Pflege erreicht werden soll. Da es sich von selbst erklärt, wird es stets **positiv** formuliert.

Pflegeziele haben folgende Funktionen:

- Sie dienen als Bindeglied zwischen den Pflegeproblemen und Pflegemaßnahmen.
- Sie dienen dazu, Pflegeschwerpunkte deutlich zu machen.
- Sie dienen als Begründung für die Pflegemaßnahmen.
- Sie dienen als Kriterium und Maßstab für die Bestimmung der Wirksamkeit der Pflege (☞ Kap. 2.6.2).

Funktionen

Ein Pflegeziel muss **konkret, realistisch, erreichbar** und **überprüfbar** sein. Das Pflegeziel ist so eindeutig zu bestimmen, dass es nicht mehr erklärt bzw. näher interpretiert werden muss.

Anforderung an die Formulierung

- Beispiel für ein nicht konkretes Pflegeziel:
  „Sekundärerkrankungen wird vorgebeugt."
- Beispiel für ein konkretes Pflegeziel:
  „Der Pflegebedürftige kann uneingeschränkt atmen."
- Beispiel für ein unrealistisches Pflegeziel:
  Soll ein Pflegebedürftiger, der seit einem Jahr halbseitig gelähmt ist, seinen gelähmten Arm wieder voll bewegen können, ist dies unrealistisch. Eine vollständige Heilung ist in jedem Fall wünschenswert. Oft muss der Betroffene jedoch zunächst lernen, mit einer bleibenden Behinderung zu leben. Vielleicht ist er sogar in einer Situation, welche über eine konstante Schwächung schließlich zum Tod führt.
- Beispiel für ein unerreichbares Pflegeziel:
  Unerreichbar ist es beispielsweise, während eines Krankenhausaufenthaltes die volle Funktionsfähigkeit eines Gelenkes nach einer Hüftoperation wiedererlangen zu wollen. Dies kann erst im Rahmen einer Anschlussheilbehandlung erreicht werden.
- Beispiel für ein unüberprüfbares Pflegeziel:
  „Frau ... fühlt sich in Ihrem neuem Zimmer immer wohl." Dieses Pflegeziel ist wünschenswert, langfristig aber nicht nachprüfbar. Es müsste ein Zeitfaktor genannt werden, um das Ziel überprüfbar zu machen, z. B.: „Frau ... bestätigt nach der ersten Woche in ihrem neuen Zimmer, dass sie sich wohl fühlt."

Potenzielle Komponenten eines Pflegeziels

Ein Pflegeziel kann folgende Komponenten beinhalten:

- Verhalten des Pflegebedürftigen,
- Zustand des Pflegebedürftigen,
- messbarer Befund,
- Wissen des Pflegebedürftigen,
- Können des Pflegebedürftigen,
- Entwicklungsprozess.

Beispiel

> Beim einem Anus praeter wird zunächst der Umgang mit dem Kolostomiebeutel geübt (**Nahziel**). Erst wenn der Patient diese Fertigkeit beherrscht, kann er die Bedeutung, die seine Behinderung im täglichen Leben erhalten wird, abschätzen. Das Nahziel bildet sozusagen einen Schritt auf dem Weg zum **Fernziel**. Nahziele sollen nur so gesetzt werden, dass sie während eines Aufenthaltes in der Pflegeeinrichtung erreicht werden können. Wie sonst soll die Pflegekraft das Erreichen des Pflegezieles überprüfen (können)?

Pflegeziele sollen:

- aus der Sicht des Pflegebedürftigen formuliert werden, z. B.:
  - „Herr ... atmet ruhig."
  - „Der Patient trinkt "
- so knapp wie möglich, verständlich und eindeutig sein;
- möglichst einen qualitativen oder quantitativen Hinweis enthalten. Sie sollten die Angabe einer Eigenschaft oder einer Maßeinheit enthalten, um die Zielerreichung überprüfen zu können, z. B.:
  - „Frau ... hat intakte Hautverhältnisse."
  - „Herr ... geht 10 Schritte ohne Unterstützung."
- möglichst ein Zeitelement enthalten, um die Zielerreichung überprüfen zu können, z. B.:
  - „Herr ... geht in 4 Tagen ohne Hilfe zur Toilette."
- als Ist-Zustand des Pflegebedürftigen formuliert sein (Ist-Verhalten, Ist-Können und Ist-Entwicklungsstand), z. B.:
  - „Frau ... fühlt sich wohl."
  - „Frau ... ist bereit zur Zusammenarbeit."
  - „Frau ... läuft 10 Schritte ohne Hilfe."
  - „Herr ... kennt die Wirkungsweise seiner Medikamente."
  - „Herr ... trinkt 2000 ml Flüssigkeit pro Tag."
  - „Herr ... findet wieder Sinn in seinem Leben."

„Soll"-Formulierungen sind nicht erforderlich. Sie helfen, Ziele zu finden, sollten aber nicht wie eine Pflegemaßnahme klingen, z. B.:
- „Frau ... soll 3 x tägl. mit Franzbranntwein am Rücken eingerieben werden."
- „Herr ... soll weich gelagert werden."

Übersicht 8: Anforderungen an die Formulierung der Pflegeziele

2.3.2 Formulierungshilfen

Potenzielle Komponenten eines Pflegeziels entsprechend der obigen Bestandteile wären nach Fiechter und Meier z. B.:

- bezüglich des **Verhaltens** des Pflegebedürftigen:
  - „Herr... erzählt etwas von sich."
  - „Herr... freut sich über Besuch."
  - „Herr... macht jeden Tag seine Bewegungsübungen."
  - „Herr... isst und trinkt ausreichend."
- bezüglich des **Zustandes** des Pflegebedürftigen:
  - „Frau... hat regelmäßigen weichen Stuhlgang."
  - „Frau... hat eine physiologische Mundflora."
  - „Frau... hat intakte Haut."
- bezüglich eines **messbaren** Befundes:
  - „Herr... verliert (binnen 2 Wochen) 2 kg Körpergewicht."
  - „Herr... trinkt 2000 ml Flüssigkeit pro 24 Stunden."
  - „Herr... hat einen durchschnittlichen Blutdruckwert von 140/80 mmHg."
- bezüglich des **Wissens** des Pflegebedürftigen:
  - „Frau... kennt die gesundheitlichen Risiken der Adipositas."
  - „Frau... weiß, wie hoch ihr Blutzuckerwert sein darf."
  - „Frau... ist über die Sturzgefahr informiert und weiß, wie ihr Hausnotrufsystem funktioniert."
- bezüglich des **Könnens** des Pflegebedürftigen:
  - „Herr... kann bis Ende der Woche mit Gehhilfen gehen."
  - „Herr... kann zehn Stufen steigen."
  - „Herr... kann seinen Stomabeutel selbstständig wechseln."
- bezüglich des **Entwicklungsprozesses**, der längere Zeit dauert und nur schwer evaluierbar ist, wie z. B.:
  - „Frau... sieht im Laufe der Zeit ein, dass sie zuhause Hilfe benötigt, wenn sie aus dem Krankenhaus entlassen wird."
  - „Frau... entscheidet sich aufgrund ihrer rheumatischen Erkrankung für eine Umschulung im IT-Bereich."
  - „Frau... erkennt, dass sie auch als Stomaträgerin nicht auf ihren wöchentlichen Schwimmbadbesuch verzichten muss."

Fernziele

Pflegeziele können als Fern- oder als Nahziel formuliert sein.

Definition: Fernziele sind übergeordnete Ziele, die das gewünschte Endergebnis bzw. den angestrebten Zustand beschreiben. Ein Fernziel ist das oberste Ziel und wird auch Rehabilitationsziel genannt. Der Zeitraum, auf den sich Fernziele beziehen, reicht bis zur Entlassung aus einer Pflegeeinrichtung und ggf. auch darüber hinaus.

Inhalte Fernziele enthalten je nach Auffassung von Gesundheit folgende Aspekte:

- das größtmögliche Wohlbefinden,
- die größtmögliche Unabhängigkeit,
- die Kompensation von eingeschränkten Funktionen,
- die Erhaltung/Wiederherstellung des Selbstwertgefühls,
- die Aufrechterhaltung der Beziehungen zur Umwelt,
- ein würdiges Sterben,
- die Neuorientierung und die Sinnfindung im Leben.

Nah-/Teilziele

Definition: Nah-/Teilziele beschreiben Teilergebnisse, die in absehbarer Zeit als kleine Fortschritte erreicht werden können. Sie enthalten eine genaue Zeitangabe und gelten für kürzere Zeitabstände. Nahziele ermöglichen sichtbare Erfolgserlebnisse für die Pflegebedürftigen sowie für das Pflegepersonal. Sie helfen, das Fernziel nicht aus den Augen zu verlieren.

2.3 Pflegeziele

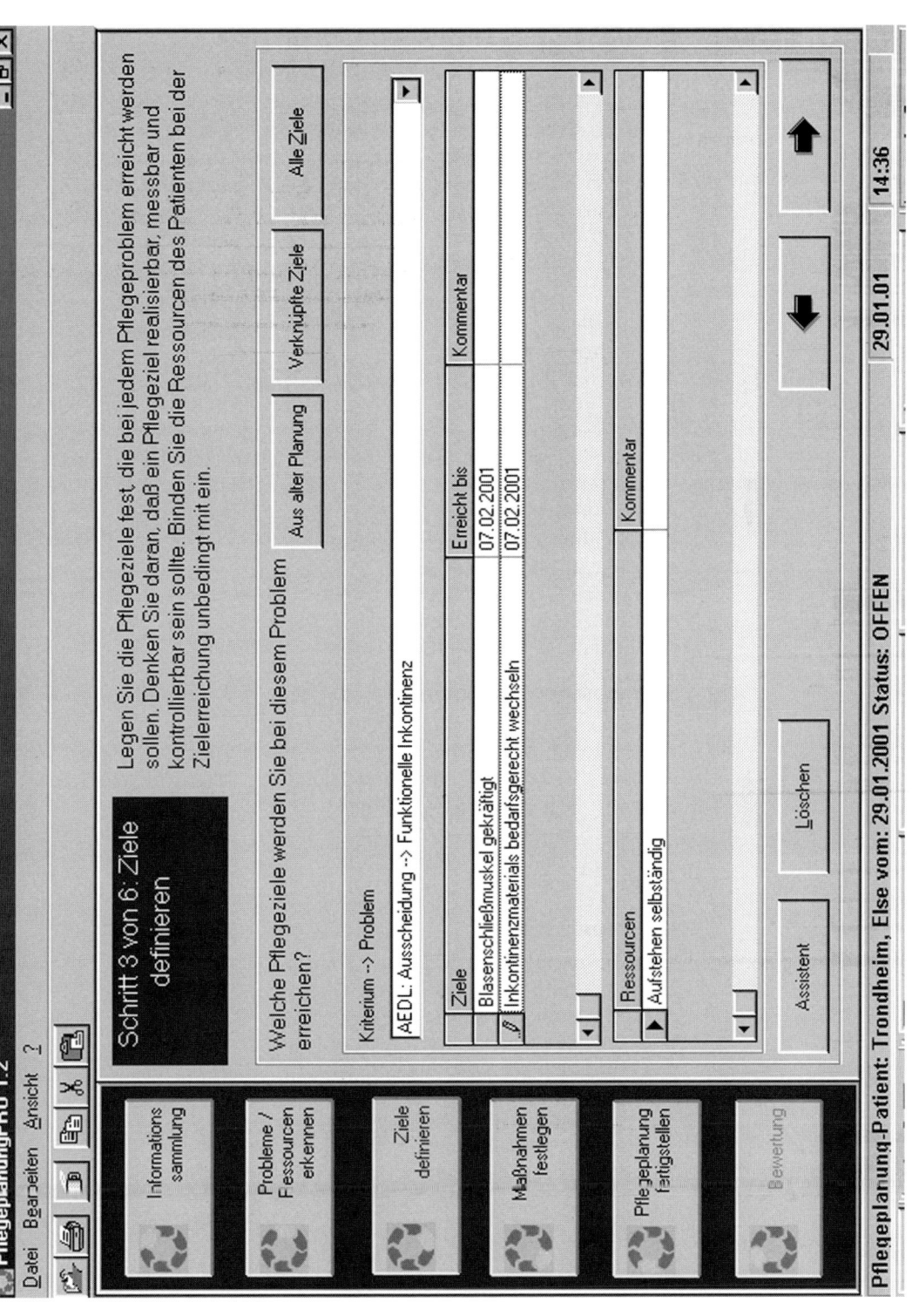

Abb. 26: Schritt 3/6: Ziele definieren (Buchner Pflegeorganisation)

Formulierungsbeispiele für Pflegeziele

Vitalfunktionen
- Frau... geht mind. 2–3 mal pro Woche für 15 Min. in den Garten.
- Frau... ist dem Wetter entsprechend gekleidet.
- Körpertemperatur < 37 °C bis zum...
- ruhige, regelmäßige Atmung
- freie Atemwege
- gute Durchblutung der...
- frühzeitiges Erkennen von Veränderungen
- Frau... hustet Bronchialsekret gut ab.

Für Sicherheit sorgen
- Frau... meldet sich (... wenn sie aufstehen möchte).
- Frau... erkennt Gefahren.
- Frau... fühlt sich sicher.
- Frau... findet sich zurecht.

Ruhen und Schlafen
- geregelter Schlaf-Wachrhythmus
- Frau... fühlt sich ausgeruht.
- Frau... schläft gut ein.
- Frau... ist ausgeglichen.
- frühzeitiges Erkennen des veränderten Schlaf-Wachrhythmus.

Sich waschen und kleiden
- Frau... ist angemessen gekleidet.
- Frau... fühlt sich frisch.
- Frau... ist zufrieden mit ihrer Kleidung.
- Frau... legt (wieder) Wert auf ihre Kleidung.
- Frau... macht sich gerne schick.
- Frau... pflegt sich selbstständig.
- Frau... trocknet sich selbstständig ab.

Kommunizieren
- Frau... ist über ihr Krankheitsbild informiert.
- Frau... fühlt sich verstanden.
- Frau... spricht häufiger.
- Frau... hat wieder regen Kontakt mit...
- Frau... versteht einzelne Mitteilungen.
- Frau... macht sich verständlich.
- Frau... kann Gefühle äußern.
- Frau... unterhält sich mit anderen.
- Frau... akzeptiert Hilfen.
- Frau... lässt sich beim Sprechen mehr Zeit.

Sich beschäftigen

- Frau... nimmt an Beschäftigungsangeboten teil.
- Frau... beschäftigt sich aus eigenem Antrieb heraus.
- Frau... kann ihren Tag allein strukturieren.
- Frau... akzeptiert Hilfen bei der Tagesstrukturierung.
- Frau... ist in die Gruppe integriert.
- Frau... interessiert sich für...
- Frau... lädt eine Bekannte... zu sich ein. (Fernziel)

Ausscheiden

- regelmäßiger, weicher Stuhlgang
- Urinausscheidung > 1000 ml/Tag
- intakte Haut im Intimbereich (im Stomabereich)
- Herr... geht selbstständig zur Toilette.
- Herr... benutzt den Toilettenstuhl im Schlafzimmer.
- Herr... meldet sich rechtzeitig, wenn er zur Toilette muss.
- Herr... akzeptiert Hilfen.

Sich bewegen

- intakte Haut
- bewegt sich sicher
- bewegliche Gelenke
- Herr... kann vor dem Bett stehen.
- Herr... kann sich im Bett selbst umdrehen.
- Herr... geht mit Hilfe (Rollator, Gehstützen) selbstständig.

Essen und trinken

- Herr... isst und trinkt ausreichend (mind. 2000 kcal / 2 l pro Tag).
- Herr... hat Freude am Essen und freut sich auf sein Leibgericht.
- Herr... isst und trinkt selbstständig.
- Herr... hält sich an die verordnete Diät.
- Herr... trinkt die verordnete Flüssigkeitsmenge.
- Herr... hält sich konsequent an den Flüssigkeitsplan.

Sinn finden

- Herr... äußert Wünsche.
- Herr... freut sich über...
- Herr... macht Zukunftspläne.
- Herr... ist zufrieden mit...
- Herr... erfährt Schmerzlinderung.

Sich als Mann oder Frau fühlen und verhalten

- Herr... akzeptiert die Hilfe bei der Intimpflege.
- Herr... fühlt sich verstanden.
- Herr... fühlt sich als Mann akzeptiert.

2.3.3 Arbeitsblatt 6: „Pflegeziele"

Was sind mögliche Pflegeziele?

Kreuzen Sie bitte die richtig formulierten Pflegeziele an!

☐ 1. Herr... trocknet sich selbstständig ab.

☐ 2. Herr... wird am Waschbecken gewaschen.

☐ 3. Herr... geht jeden Tag spazieren (und fühlt sich wohl dabei).

☐ 4. Herr... erhält Diätkost [12 BE].

☐ 5. Herr... bekommt nur noch 2000 kcal/Tag zu essen.

☐ 6. Herr... wird über die Folgen des Übergewichts informiert.

☐ 7. Wahrung der Intimsphäre.

☐ 8. Stuhlgang beobachten.

☐ 9. Intimpflege durchführen.

☐ 10. Intakte Haut (Herr... hat intakte Haut).

☐ 11. Herr... soll (hat) sein Gewicht (ge-)halten.

☐ 12. Herr... soll (hat) nicht weiter zunehmen (zugenommen).

☐ 13. Herr... ist stuhlinkontinent.

☐ 14. Förderung der Darmperistaltik.

☐ 15. Regelmäßiger weicher Stuhlgang.

☐ 16. Verdauung fördern.

☐ 17. Herr... akzeptiert die Hilfe (in der ATL "Ausscheiden").

☐ 18. Hautdefekt am Steißbein, ca. 2 cm Durchmesser.

☐ 19. Herr... redet über seine Angst.

☐ 20. Herr... geht in vier Tagen ohne Hilfe zur Toilette.

2.4 Pflegemaßnahmen

2.4.1 Merkmale

Die Planung der Pflegemaßnahmen ist eine Handlungsanweisung für alle an der Pflege Beteiligten. Es wird festgelegt wie bzw. mit welchen Mitteln das Pflegeziel erreicht werden soll. Die Pflegemaßnahmen orientieren sich an den jeweiligen Ressourcen, Fähigkeiten, Pflegeproblemen und Pflegezielen. Im Gegensatz zur nicht geplanten Pflege besitzen alle Pflegekräfte eine **genaue Handlungsanweisung**, sodass eine Pflege nach dem Zufallsprinzip ausbleibt.

Wie in Kapitel 1.5 beschrieben, dienen Pflegestandards dazu, gefährliche, zufällige Pflege zu vermeiden und eine einheitliche Pflege zu gewährleisten.

Handlungsanweisung

Merke: Bei Pflegemaßnahmen, die bei mehreren Pflegebedürftigen durchgeführt werden, ist es **nicht** erforderlich, jeweils eine ausführliche Dokumentation zu erstellen. Zum Beispiel benötigen alle Menschen Körperpflege oder haben Ausscheidungen. Es ist **unnötig** und **unwirtschaftlich**, diese typischen Pflegemaßnahmen bei jedem Bewohner/Patienten in der Pflegedokumentation zu beschreiben.

Pflegestandards sind Richtlinien für generelle Probleme, die den Pflegekräften von der Ausbildung her bekannt oder in den Pflegerichtlinien der Pflegeeinrichtung beschrieben sind. Sie werden von den Einrichtungen erstellt und toleriert, soweit sie zu einer sinnvollen Gestaltung der Pflege beitragen und die individuellen Bedürfnisse des Pflegebedürftigen berücksichtigen.

Bedeutung von Pflegestandards

Lagerungsplan

Obgleich sie ein rationelles Arbeitsinstrument für den Arzt und die Pflegekraft darstellen, welches den normalen Krankheits- und Heilungsverlauf berücksichtigt, ist die Gefahr groß, dass Pflegestandards stur und routinemäßig bei jedem Bewohner/Patienten angewendet werden, ohne auf individuelle Unterschiede zu achten. Jeder Mensch reagiert schließlich anders auf Belastungen wie z. B. eine diagnostische Maßnahme oder einen chirurgischen Eingriff.

Definition: Ein Pflege- und Behandlungsschema ist eine konstante pflegerische oder ärztliche Verordnung für ein typisches, unter bestimmten Umständen auftretendes Problem (prä- und postoperative Pflege, lebensrettende Sofortmaßnahmen, Wundpflege, Prophylaxen, Diäten, Mobilisationsstufen).

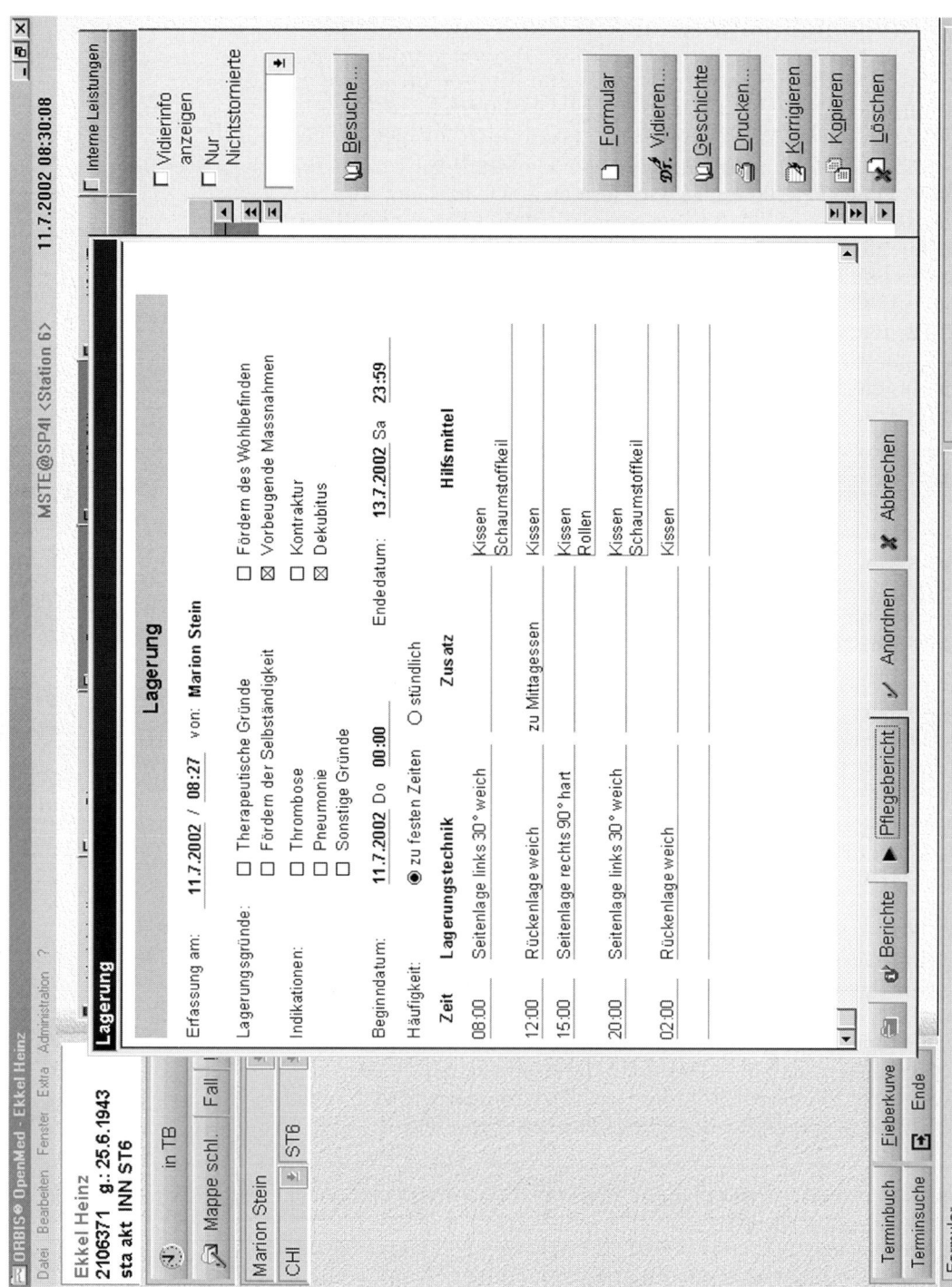

Abb. 27: Lagerungsplan (Open Med®/GWI)

Zum Aufstellen eines solchen Plans sollte – wie bei der individuellen Pflegeplanung – ebenfalls nach dem Problemlösungsprozess vorgegangen werden. Jede Pflegeeinrichtung sollte für typische Probleme standardisierte Pflege- und Behandlungspläne aufstellen, die üblichen Pflegemaßnahmen beschreiben und diese allen Pflegenden zur Verfügung stellen (☞ Lagerungsplan Abb. 27, S. 106).

Typische Probleme

Bei der Erstellung sollte nach den vom Weltbund der Krankenschwester/-pfleger (ICN) 1985 erstellten **Richtlinien zur Pflegestandardentwicklung** vorgegangen werden.
Demnach sollen Pflegestandards:

ICN-Richtlinien

- der Erreichung eines festgelegten Zieles dienen. Zweck ist das Festlegen der Qualität von Dienstleistungen;
- auf klaren Definitionen von beruflicher Tätigkeit beruhen;
- eine größtmögliche Entwicklung des Berufes im Einklang mit dessen potenziellem gesellschaftlichen Beitrag fördern;
- umfassend und flexibel sein, um ihren Zweck zu erfüllen und Freiraum für Wachstum und Veränderungen zu ermöglichen;
- ein allgemein gleiches Niveau der Berufsausübung fördern und zur beruflichen Identität und Beweglichkeit ermutigen;
- die Gleichberechtigung der Berufsgruppen anerkennen;
- so formuliert sein, dass im Beruf ihre Anwendung und ihr Nutzen erleichtert wird.

Ein standardisierter Pflege- und Behandlungsplan kann zu wirtschaftlichen Pflegemaßnahmen beitragen, sofern er unter sorgfältiger Beachtung der individuellen Reaktionen des Pflegebedürftigen verantwortungsvoll eingesetzt wird. Jede Abweichung vom typischen Verlauf wird zum Gegenstand eines individuellen Problemlösungsprozesses. Mit entsprechenden Eintragungen in der Pflegedokumentation sind diese Eigenarten schriftlich zu fixieren, um sie bei der Pflegeplanung berücksichtigen zu können.

Bei der Anwendung eines Pflegestandards wird der Pflegebericht doppelt wichtig. Der Pflegebedürftige muss genau beobachtet werden. Jede Abweichung von den erwarteten Resultaten muss im Pflegebericht genau beschrieben werden, sodass die Pflegemaßnahmen modifiziert und dem Bewohner/Patienten individuell angepasst werden können. Entsprechen die Fortschritte des Pflegebedürftigen aber dem typischen postoperativen Verlauf, erscheinen Maßnahmen und Resultate meist nur in Kurzform in entsprechenden Rubriken der Patientendokumentation.

Pflegebericht

2.4.2 Formulierungshilfen

Bei der Formulierung der Pflegemaßnahmen werden, soweit erforderlich, die folgenden Informationen aufgeführt:

- Vorgehensweise
- Pflegehilfsmittel
- Pflegemittel
- Häufigkeit und Dauer.

Beispiele

- „Zweimal täglich Ganzkörperwaschung."
- „Stündlich Mundpflege mit Kamillelösung."
- „Dreimal täglich Venenpflege (verordnetes Medikament)."
- „Zweimal täglich in den Sessel setzen."
- „Stündlich Temperaturkontrolle."
- „Bewegungsübungen (nach Plan) viermal täglich."
- „Pneumonieprophylaxe (nach Standard) dreimal täglich."
- „Alle zwei Stunden Lagewechsel (gemäß Lagerungsplan)."
- „Verordnete Panthenol-Salbe an Druckstellen einreiben."
- „Den Pflegebedürftigen ansprechen und die Pflegemaßnahme deutlich erklären, um Rückfragen bitten."

Anhand des u. g. Fallbeispiels lässt sich die nachfolgende Pflegeplanung erstellen. Es werden die Ressourcen, das Pflegeproblem, das Fernziel, Nahziel sowie die Pflegemaßnahmen auflistet.

Fallbeispiel:
Herr ... hat 20 kg Übergewicht und soll aus medizinischen Gründen diese 20 kg reduzieren. Er sieht den Sinn dieser Gewichtsreduktion ein.

Ressource (Fähigkeit)
- „Herr ... sieht den Sinn ein."
- „Herr ... ist kooperativ."

Pflegeproblem
- „Herr ... hat 20 kg Übergewicht."

Fernziel
- „Herr ... verringert sein Gewicht um 20 kg."

Nahziel
- „Herr ... verringert sein Gewicht pro Woche um 0,5 kg."

Pflegemaßnahmen
- „Auf ärztl. Anordnung erhält Herr ... eine 1000-kcal-Diät."
- „Herr ... nimmt regelmäßig seine Zwischenmahlzeiten ein."
- „Herr ... bekommt eine abwechslungsreiche Kost."
- „Herr ... macht zweimal täglich 15 Min. Bewegungsübungen."
- „Herr ... erhält Anregungen, die ihm Ablenkung durch eine aktive Freizeitgestaltung verschaffen."
- „Herr ... nimmt heute an der diätetischen Schulung teil."

2.4.3 Arbeitsblatt 7: „Pflegemaßnahmen"

Was ist bei der Erstellung von Pflegestandards zu beachten?

a) Welche Angaben enthalten die Richtlinien des ICN bezüglich der Erstellung von Pflegestandards?

_____
_____
_____
_____
_____
_____
_____
_____
_____

b) Vervollständigen Sie den Lückentext.

Pflegestandards dienen der _____ von Pflegemaßnahmen und ermöglichen eine Sicherung und _____ der Pflegequalität. Sie verbessern die Nachweisbarkeit, Transparenz und _____ pflegerischer Leistungen. Der Pflegeaufwand hinsichtlich des materiellen, _____ und _____ Aufwandes wird nachvollziehbar. **Pflegestandards** gewährleisten ein _____ _____ des Pflegepersonals bei der Betreuung und Pflege des Patienten. Sie unterstützen bei rechtlichen Auseinandersetzungen die _____. Das Aufstellen von Standards führt zwangsläufig zu einer Überprüfung der bisherigen _____. Weiterhin bieten Standards eine Chance, den _____ im psycho-sozialen Bereich darzustellen und nachzuweisen. Bei allen Vorteilen von **Pflegestandards** ist zu beachten, dass _____ _____ oder auch situative und umgebungsabhängige Bedingungen Abweichungen vom vorgegebenen Standard erfordern können. Dieses muss in der _____ aufgeführt und _____ werden.

2.5 Durchführung der Pflege

2.5.1 Berücksichtigung der Individualität

> **Hinweis:** Die Durchführung der Pflegemaßnahmen bildet nach Fiechter und Meier den Kern des Pflegeprozesses.

Ganzheitliche Haltung

So kommen die bisherigen Arbeitsschritte erst bei einer individuellen Pflege zur Geltung. In Büchern werden Pflegemaßnahmen vielfach als standardisierte Handlungen beschrieben, die schnell und routiniert ausgeführt werden können. Weil Menschen jedoch sehr unterschiedlich (individuell) auf pflegerische Maßnahmen reagieren, ist die Pflege des Menschen nach Schemata nicht immer angebracht. Die individuelle Pflege erfordert eine ganzheitliche Haltung der Pflegeperson mit dem Bewusstsein, dass Ganzheitlichkeit immer nur der Weg und (in der Praxis) wohl nie das Ziel sein wird. Eine individuelle Pflege setzt daher die Bereitschaft des Pflegenden zur Abwandlung von Arbeitstechniken voraus, z. B.:

- Berücksichtigung der individuellen Pflegeprobleme,
- Berücksichtigung des individuellen Pflegeziels,
- Berücksichtigung der individuellen Ressourcen,
- Berücksichtigung individueller Umstände (Zeit, Personal).

Arbeitsorganisation

Auch wenn hier die Routinearbeiten kritisiert wurden, können sie dank der Pflegeplanung jedoch zur besseren Arbeitsorganisation beitragen. Zu unterscheiden ist diesbezüglich die gute Routine von der schlechten Routine, welche die Patienten hinsichtlich ihrer konkreten individuellen Bedürfnisse eher „überfahren" dürfte! Häufig macht dem Pflegebedürftigen eine bestimmte Sache zu schaffen. Diese zu erkennen, sollte der Pflegekraft nicht gleichgültig sein. Der Kranke fühlt sich akzeptiert, wenn seine Mitteilungen ernst genommen werden und wird eine größere Bereitschaft zeigen, über seine individuellen Bedürfnisse zu sprechen. Erst jetzt kann eine Erfolg versprechende individuelle Pflegeplanung stattfinden, in welcher ohne Zweifel auch bewährte routinierte Pflegemaßnahmen aufgeführt werden können.

2.5.2 Bedeutung der Kooperation

> **Merke:** So individuell wie die einzelnen Pflegemaßnahmen nach den Bedürfnissen des Pflegebedürftigen ausgerichtet sein müssen, so einheitlich muss deren Durchführung im Team erfolgen.

Geschieht dies nicht, ergibt sich die Schwierigkeit, dass nicht jede Pflegekraft die gleichen Pflegeziele im Auge hat. Ist die Absprache der Pflegekräfte untereinander sehr schlecht, kann die Pflegedokumentation zwar einige Informationsdefizite ausgleichen, die Vermittlung der gemeinschaftlichen Atmosphäre mit dem Bewusstsein, individuell zu pflegen, kann sie jedoch nicht ersetzen. Durch die Gespräche der Pflegekräfte können Vorurteile bzw. Missverständnisse verbreitet werden. Diese Gefahr sollte jedoch der geschulten Pflegekraft bewusst sein. Wie alle indirekten Daten über die pflegebedürftige Person wird sie auch diese auf ihre Richtigkeit hin überprüfen. Sie macht sich auf jeden Fall ihr eigenes Bild, ist aber dankbar über Auskünfte der KollegInnen. Dadurch fällt ihr die mangels Informationen zunächst sehr unsichere und defizitäre Festlegung der Pflegeprobleme leichter.

Bedeutung von Absprachen

> **Vorsicht:** Die Kooperation der Pflegekräfte gelingt nicht immer einwandfrei.

Vor allem in **ambulanten Pflegeeinrichtungen** sehen sich die Pflegekräfte untereinander nur selten. Es kommt vor, dass die wichtigsten Informationen geballt und in aller Kürze im Rahmen der einmal pro Woche stattfindenden Teamsitzung oder erst kurz vor der Tagestour mitgeteilt werden. Kommt eine Pflegekraft erstmalig zur ambulanten Pflege eines Patienten, sind ihr die örtlichen Gegebenheiten noch fremd. Sie ist zunächst intensiv damit beschäftigt, sich dort zurecht zu finden. Dass dabei einige Sachen nicht unbedingt direkt entdeckt werden, ist selbstverständlich. Der zusätzliche Zeitdruck zwingt die Pflegekraft, selbst und ganz spontan über Pflegemaßnahmen entscheiden zu müssen. Das Nachsehen in der Pflegedokumentation würde einerseits zu viel Zeit in Anspruch nehmen, andererseits könnte es auch ziemlich inkompetent auf den Patienten wirken.

Probleme in der ambulanten Pflege

> **Hinweis:** Um den Überblick über die Zeitpunkte verschiedener Pflegemaßnahmen zu behalten, ist bei einer computerunterstützten Pflegeplanung der Terminkalender hilfreich.

Eine einheitliche Vorgehensweise ist häufig nicht möglich. Wo Teamarbeit gefragt ist, kann gute Zusammenarbeit nicht ausbleiben! Daher sollte es das Bemühen aller Pflegekräfte sein, sich so oft wie möglich untereinander auszutauschen. Das Bewusstsein über die Wichtigkeit der Teamarbeit ist zwar durchaus meistens vorhanden, doch die dafür notwendigen strukturellen Voraussetzungen lassen zum Teil zu wünschen übrig. Mit modernster Kommunikationstechnologie dürfte das Abstimmungsproblem der Pflegekräfte auch in der ambulanten Pflege kein Thema mehr sein; dennoch kommt es trotz Möglichkeiten der Absprache via Mobilfunk zu uneinheitli-

Teamarbeit

Verlust der einheitlichen Pflege

chen Pflegemaßnahmen. Als Beispiel sei die Dekubitusversorgung angeführt, deren pflegerische Gegenmaßnahmen unerschöpflich sind. Auch die pflegenden Angehörigen entdecken diesbezüglich häufig ihre Ideenvielfalt und schlagen gerne Alternativen zu den im Pflegeteam abgesprochenen Pflegemaßnahmen vor. Hier droht trotz des Bewusstseins über die erforderliche Kooperation der Verlust einer einheitlichen Pflege.

TZI

Die Diskussion über geeignete Pflegemaßnahmen im Team sowie auch im Gespräch mit den Pflegebedürftigen und deren Angehörigen erfolgt sinnvollerweise nach dem von COHN entwickelten Prinzip der **Themenzentrierten Interaktion** (TZI), dessen Grundsatz die Achtung der Sach-, Persönlichkeits- und Beziehungsebene bildet. Schließlich erfolgen jegliche Lebensprozesse entweder in einer Person selbst, in der Beziehung mehrere Personen untereinander oder in einer sachlichen Umgebung.

> **Definition:** Nach der Theorie der Themenzentrierten Interaktion sind alle Beteiligten – Patient, Angehörige und examinierte und ungelernte Pflegekräfte – als gleichrangig zu betrachten. Es gelten die Prinzipien der Demokratisierung, Humanisierung und Interdependenz.

Umgang mit Meinungsverschiedenheiten

Dies bedeutet, dass im Rahmen von Diskussionen über das Für und Wider von individuellen Pflegemaßnahmen eines Patienten jeder der Reihe nach seine Meinung äußern darf. Im Hinblick auf die vorteilhafte Vielseitigkeit der Beiträge werden sie zunächst möglichst kommentarlos gesammelt und toleriert. Eventuelle Meinungsänderungen können aber ebenfalls erfolgen. Es wird darauf geachtet, dass nicht nur das Thema (die Sache) im Vordergrund steht, sondern dass auch die einzelnen Personen und ebenso deren Beziehungen untereinander demgegenüber gleichgewichtig berücksichtigt werden.

Überwiegen z. B. Aspekte einer einzelnen Person, handelt es sich um deren Selbsterfahrungen. Ein erwünschter fruchtbarer Informationsaustausch hat nicht stattgefunden. Stehen die Beziehungen der Teammitglieder ständig im Mittelpunkt, entwickelt sich das Team zu einer Art Therapiegruppe. Die ausschließliche Beschäftigung mit der Sache führt sehr leicht zu Unstimmigkeiten im Team, weil sich die Kollegen untereinander mangels Vertrauens nicht so gut aufeinander verlassen können.

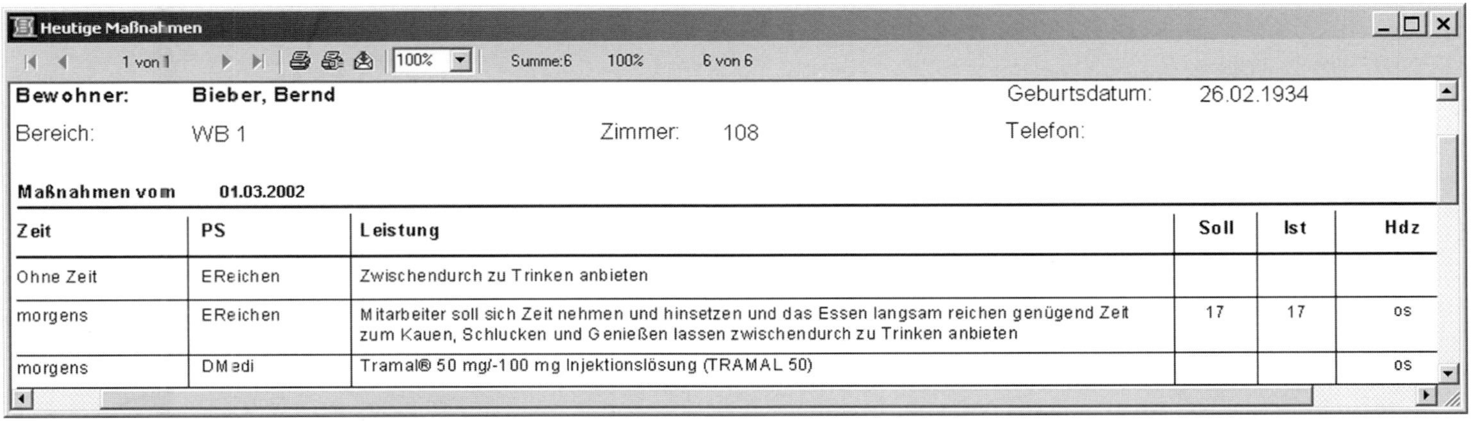

Heutige Maßnahmen									
1 von 1			100%		Summe: 6	6 von 6			

Bewohner: **Bieber, Bernd**   Geburtsdatum: 26.02.1934

Bereich: WB 1   Zimmer: 108   Telefon:

Maßnahmen vom 01.03.2002

Zeit	PS	Leistung	Soll	Ist	Hdz
Ohne Zeit	EReichen	Zwischendurch zu Trinken anbieten			
morgens	EReichen	Mitarbeiter soll sich Zeit nehmen und hinsetzen und das Essen langsam reichen genügend Zeit zum Kauen, Schlucken und Genießen lassen zwischendurch zu Trinken anbieten	17	17	oS
morgens	DM edi	Tramal® 50 mg/-100 mg Injektionslösung (TRAMAL 50)			oS

Abb. 28: Pflegedurchführung (Vivendi®/Connext)

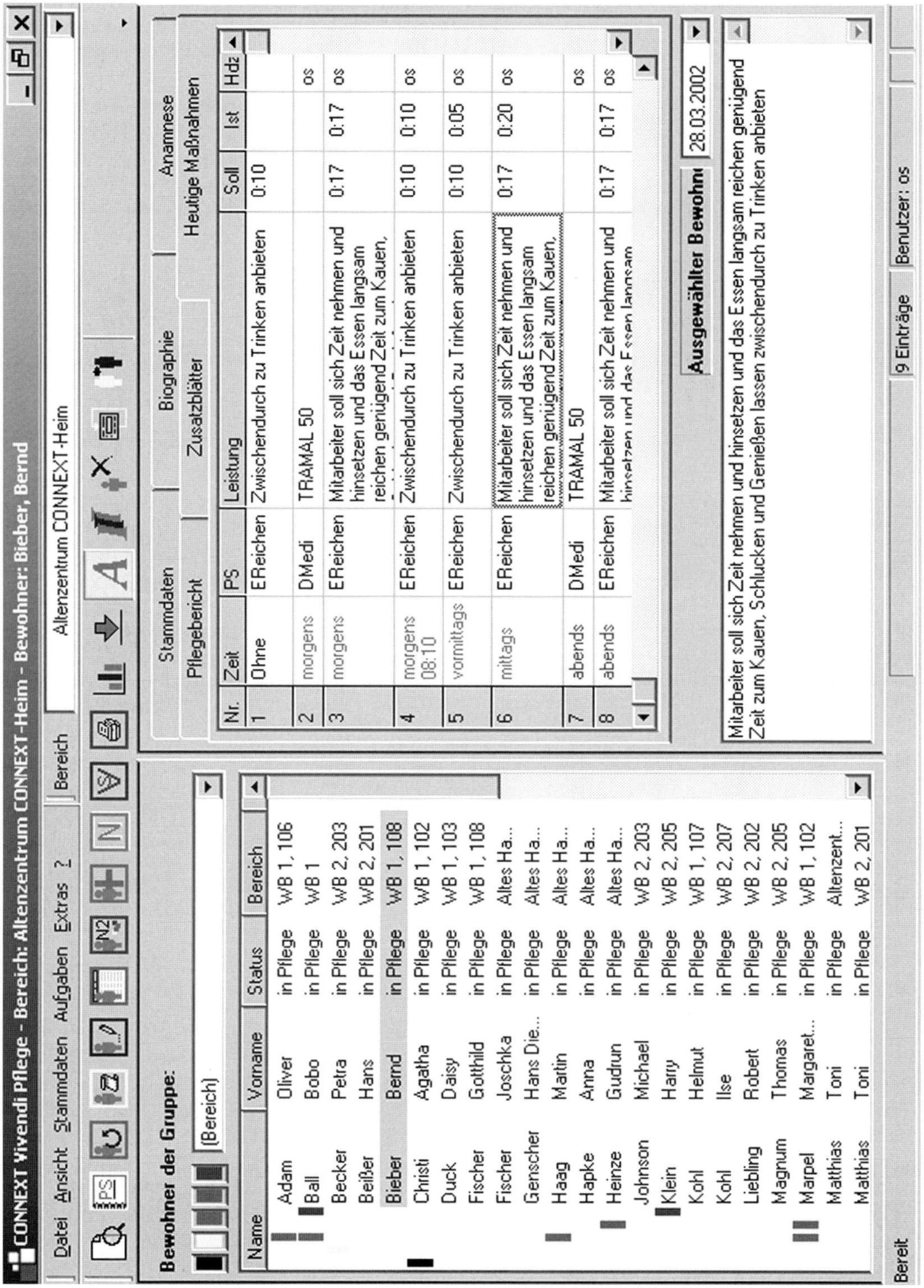

Abb. 29: Pflegeplanung gesamt (Vivendi®/Connext)

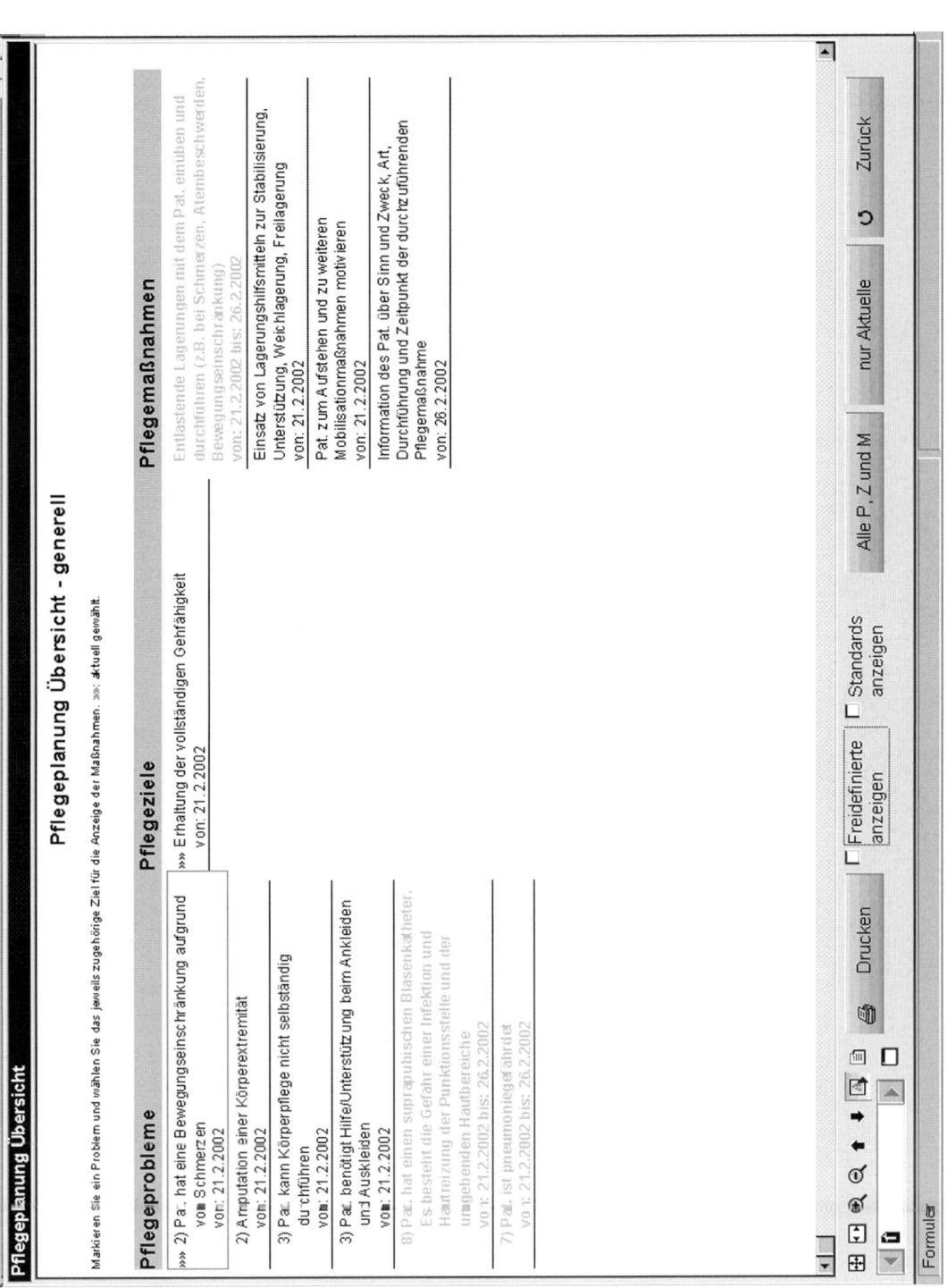

Abb. 30: Pflegeplanung – Übersicht (Open Med®/GWI)

5. Schritt: Durchführung der Pflege

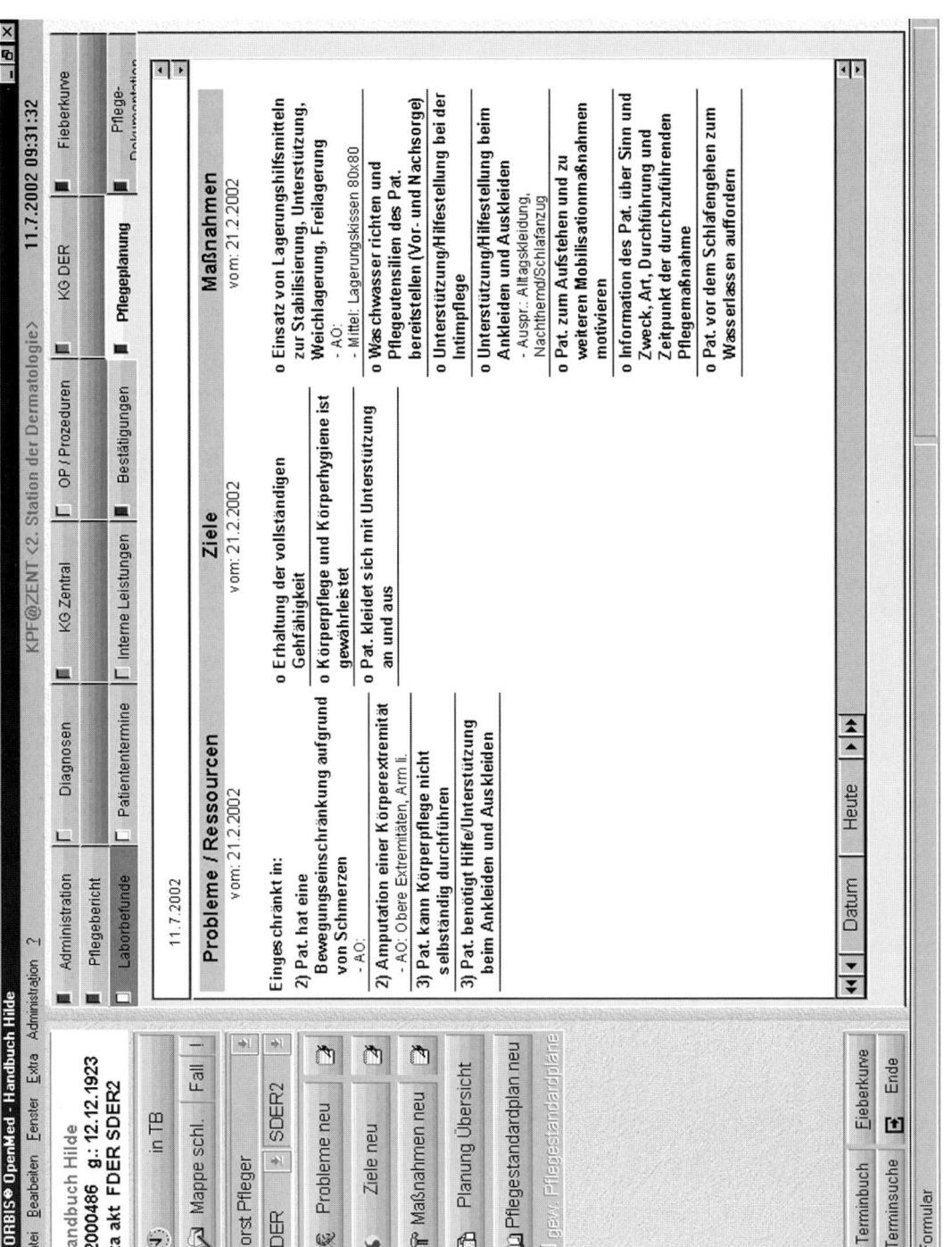

Abb. 31: Pflegeplanung (Open Med®/GWI)

2.5.3 Arbeitsblatt 8: „Durchführung der Pflege"

a) Was sagt die obige Zeichnung im Hinblick auf ein „Pflegeteam" aus?

_____
_____
_____
_____
_____

b) Wodurch ist Ihrer Ansicht nach eine gute Teamarbeit gekennzeichnet?

_____
_____
_____
_____
_____
_____
_____
_____

2.6 Beurteilung der Pflege

2.6.1 Pflegedokumentation

Gesetzliche Grundlagen

Die Verpflichtung zur Führung einer Pflegedokumentation ergibt sich aus dem Krankenpflegegesetz (☞ Kap. 1.3.1), den Sozialleistungsgesetzen und wird besonders im Pflegeversicherungsrecht vorgeschrieben.

> **Definition:** Die Pflegedokumentation ist ein schriftlicher Bericht über die Durchführung, den Verlauf und die Wirkung der Pflege sowie über das wechselnde Befinden des Pflegebedürftigen (☞ Abb. 25 und 26).

Der Pflegeverlauf wird chronologisch dokumentiert. Die Eintragungen stützen sich auf genaue Beobachtungen und dienen der Beurteilung und Sicherung der Pflegequalität und damit auch der Sicherung der Finanzierung der Pflege.

> **Vorsicht:** Alles, was nicht dokumentiert wurde, gilt als nicht durchgeführt und ist schwer bzw. gar nicht zu finanzieren.

Daneben trägt eine umfassende Pflegedokumentation zur Sicherung des Stellenplans bei, da sie den Arbeitsaufwand bzw. die Pflegeintensität eines jeden Pflegebedürftigen transparent macht. Schließlich ergibt sich auch eine rechtlichen Absicherung, weil die Dokumentation als Beweis dafür gilt, dass eine Pflegemaßnahme durchgeführt wurde.

> **Merke:** Aufgrund der so genannten Beweislastumkehr müssen die Pflegeeinrichtungen im Schadensfall per Dokumentation beweisen, dass alles Erforderliche getan wurde, um Schaden von dem Bewohner/Patienten abzuwenden.

Beispiel

> „Bedeutung der Dokumentationspflicht für das Pflegepersonal": Eine Patientin wurde nach einem Schlaganfall mit halbseitiger Lähmung in ein Krankenhaus eingewiesen. Nach ca. 6 Wochen hatte sich in der Steißbeinregion ein Dekubitus gebildet, das erst nach der Verlegung in eine andere Klinik abheilte. Die Patientin klagte gegen das Krankenhaus mit der Begründung, dass die erforderlichen Pflegemaßnahmen zur Verhinderung eines Druckgeschwürs nicht durchgeführt worden wären. Das Geschwür sei zu spät und unzureichend behandelt worden.

In einem solchen Rechtsstreit ist es nun die Pflicht des Krankenhauses nachzuweisen, dass keine Behandlungsfehler vorliegen und die erforderlichen Pflegemaßnahmen korrekt durchgeführt wurden.

2.6 Beurteilung der Pflege 119

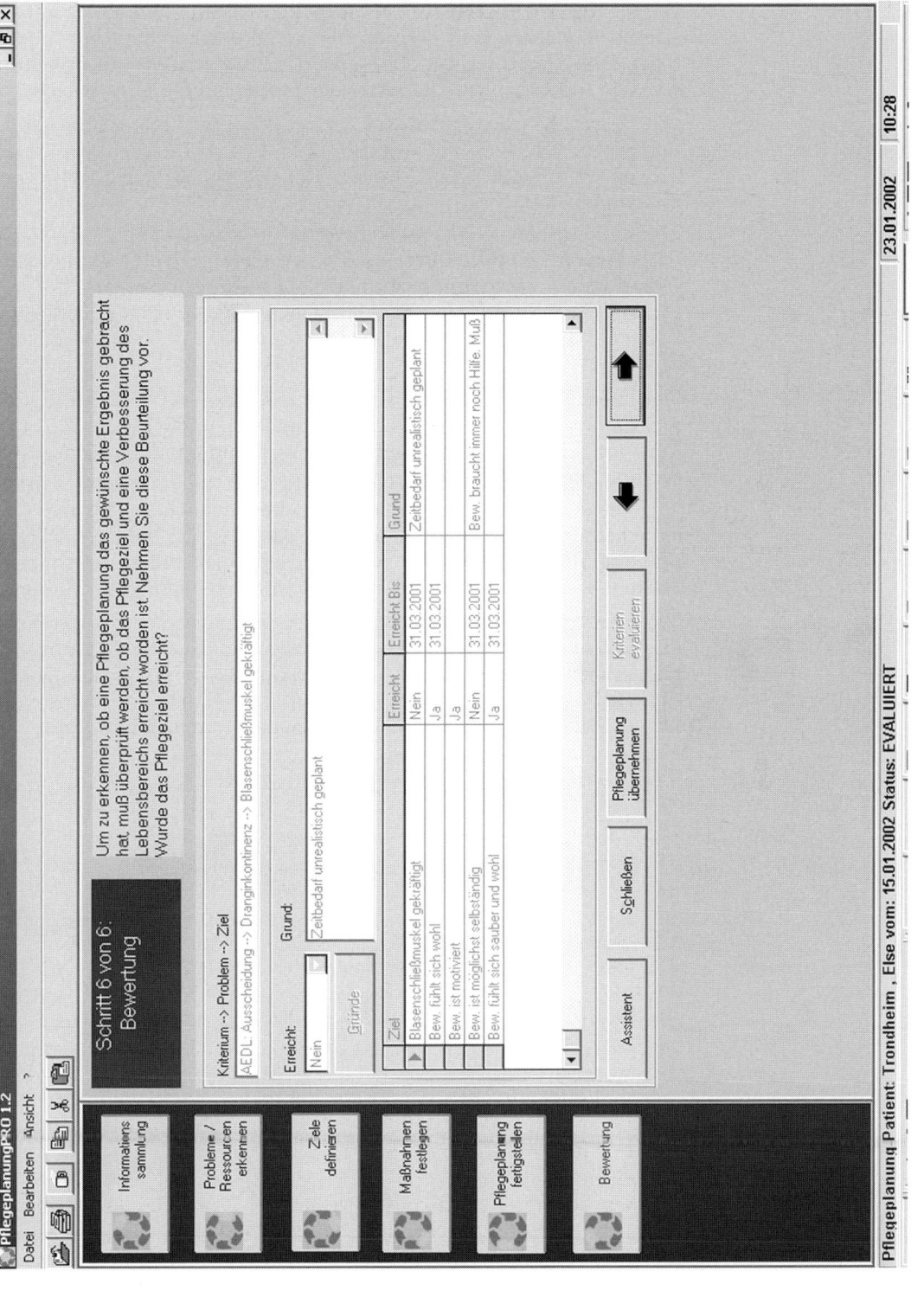

Abb. 32: Schritt 6/6 – Bewertung (Buchner Pflegeorganisation)

6. Schritt: Beurteilung der Pflege

Die Inhalte der Pflegedokumentation können stichpunktartig aufgeschrieben werden und werden als Verlaufsdokumentation aufgeführt. Dabei wird jeweils der Name des Pflegebedürftigen erwähnt, was den individuellen Charakter der Pflegeplanung unterstreicht.

> Beispiele:
> 05.00 Uhr: „Herr ... klagt über Schwindel. Der Arzt wurde informiert, Vitalzeichen o. B."
> 06.00 Uhr: „Herr ... klagt nicht mehr über Schwindelgefühl."
> 12.00 Uhr: „Herr ... wurde zum Essen in den Sessel gesetzt."
> 15.00 Uhr: „Herr ... wurde zu Bett gebracht, er ist müde."
> 17.00 Uhr: „Herr ... wurde auf eigenen Wunsch zum Abendbrot noch einmal in den Sessel gesetzt. Er äußerte keine Schwindelgefühle, Vitalzeichen o. B."

Pflegebericht

Die Eintragungen im Pflegebericht sollen sich auf die Probleme und die Zielsetzungen des Patienten beziehen und Rückmeldung über die Wirkung der Maßnahmen geben. Mit dem Pflegebericht werden auch neue Informationen durch gezielte Beobachtungen und Gespräche beschrieben und dienen als Grundlage der weiteren Pflegeplanung. Dadurch können neue Pflegeprobleme und Ressourcen erkannt werden, und die Pflegeziele und Pflegemaßnahmen können entsprechend angepasst werden.

> **Merke:** Der Pflegebericht ist ein Bestandteil der Pflegedokumentation.

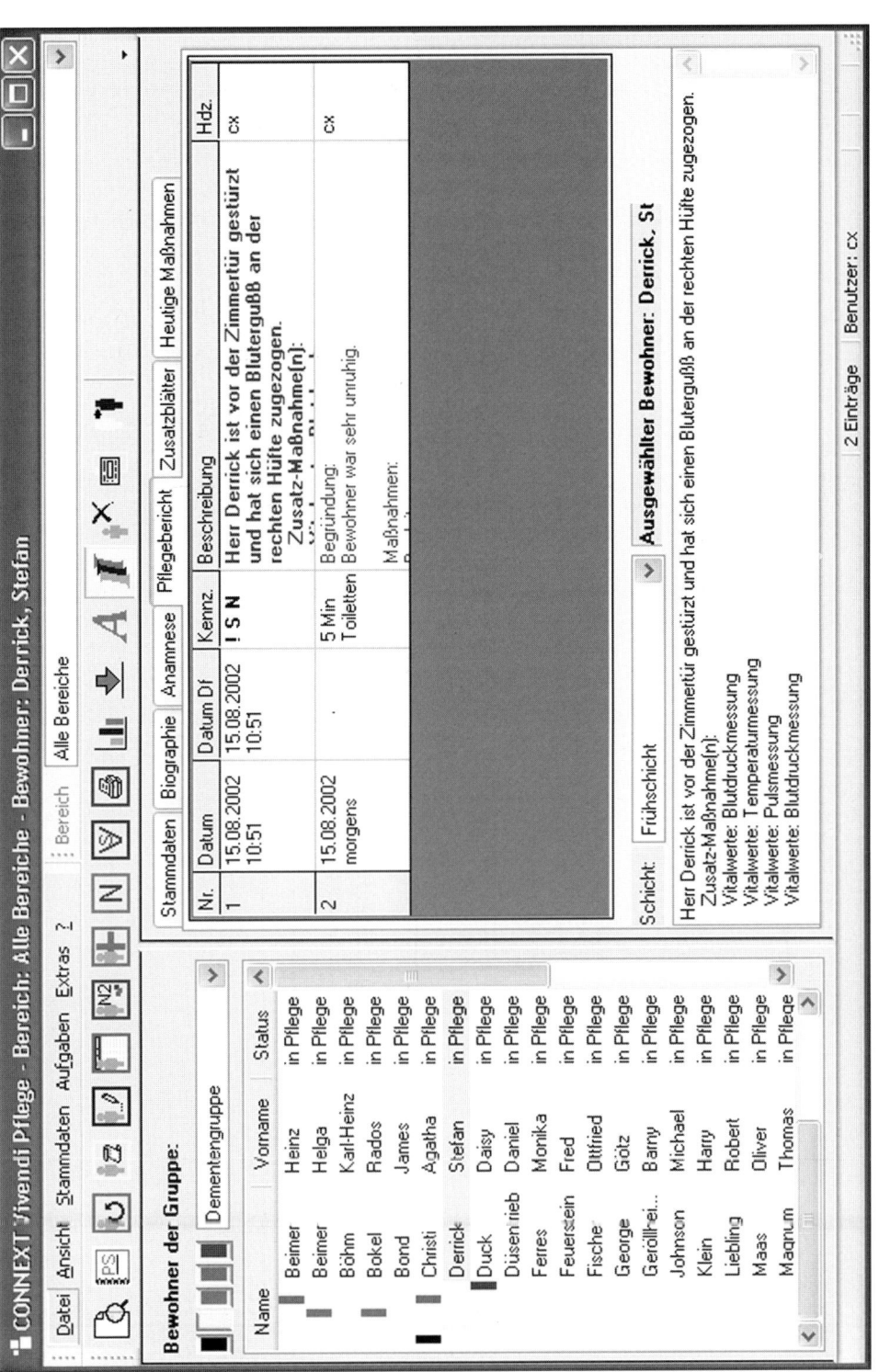

Abb. 33: Pflegebericht (Vivendi®/Connext)

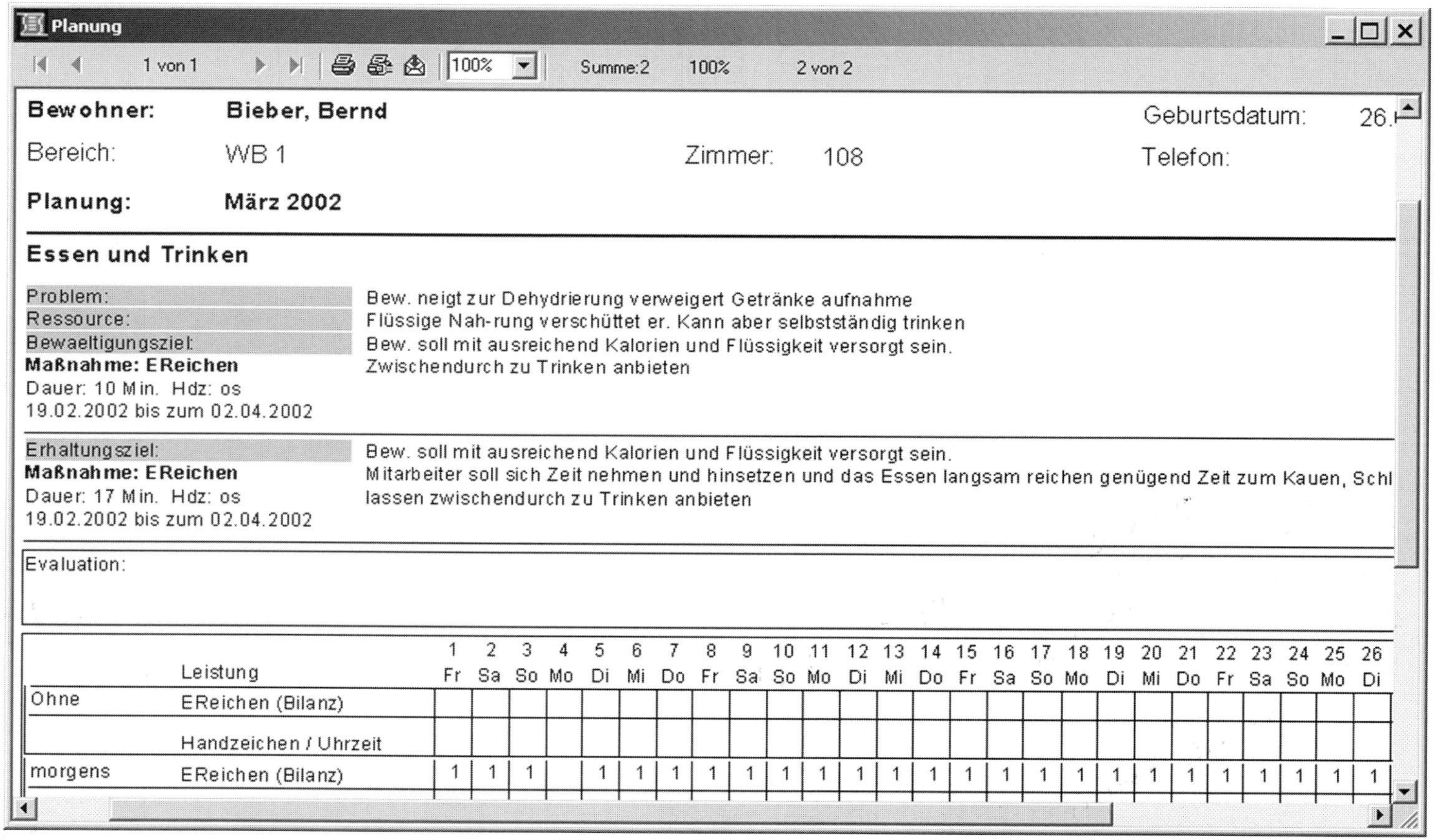

Planung										
1 von 1				100%	Summe:2	100%	2 von 2			

Bewohner: Bieber, Bernd **Geburtsdatum:** 26.
Bereich: WB 1 **Zimmer:** 108 **Telefon:**
Planung: März 2002

Essen und Trinken

Problem: Bew. neigt zur Dehydrierung verweigert Getränkeaufnahme
Ressource: Flüssige Nah-rung verschüttet er. Kann aber selbstständig trinken
Bewaeltigungsziel: Bew. soll mit ausreichend Kalorien und Flüssigkeit versorgt sein.
Maßnahme: E Reichen Zwischendurch zu Trinken anbieten
Dauer: 10 Min. Hdz: os
19.02.2002 bis zum 02.04.2002

Erhaltungsziel: Bew. soll mit ausreichend Kalorien und Flüssigkeit versorgt sein.
Maßnahme: E Reichen Mitarbeiter soll sich Zeit nehmen und hinsetzen und das Essen langsam reichen genügend Zeit zum Kauen, Schl
Dauer: 17 Min. Hdz: os lassen zwischendurch zu Trinken anbieten
19.02.2002 bis zum 02.04.2002

Evaluation:

	Leistung	1 Fr	2 Sa	3 So	4 Mo	5 Di	6 Mi	7 Do	8 Fr	9 Sa	10 So	11 Mo	12 Di	13 Mi	14 Do	15 Fr	16 Sa	17 So	18 Mo	19 Di	20 Mi	21 Do	22 Fr	23 Sa	24 So	25 Mo	26 Di
Ohne	E Reichen (Bilanz)			1	1	1	1	1	1	1	1	1	1	1	1	1	1	1	1	1	1	1	1	1	1	1	1
	Handzeichen / Uhrzeit																										
morgens	E Reichen (Bilanz)	1	1	1	1	1	1	1	1	1	1	1	1	1	1	1	1	1	1	1	1	1	1	1	1	1	1

Abb. 34: Pflegeplanungsbericht (Vivendi®/Connext)

Die Beobachtungen der Pflegekraft, die sie im Umgang mit dem Pflegebedürftigen macht, sowie deren Konsequenzen werden im Pflegebericht festgehalten. Dabei handelt es sich um Reaktionen des Pflegebedürftigen auf Pflegemaßnahmen, um Beobachtungen der körperlichen, geistig-seelischen und sozialen Situation des Bewohners/Patienten. Alle Angaben dienen der Pflegebeurteilung.

Die Beobachtungen werden präzise und klar in die vorgesehenen Felder der Dokumentationssysteme eintragen. Eine Pflegedokumentation wird übersichtlich gegliedert, damit sie gut lesbar ist und die gewünschten Informationen vom Leser schnell aufgefunden werden können. Vitalwerte, Ein- und Ausfuhrmengen, Medikamente und Blutzuckerwerte werden in der Regel nicht im Pflegebericht, sondern in der Fieberkurve aufgeführt (☞ Abb. 35, S. 124). Hierbei handelt es sich um routinemäßig erfasste Parameter, die keine besondere pflegerische Relevanz besitzen. Standardisierte Pflegemaßnahmen (z. B. Mundpflege mit Kamillentee), die in der Pflegeplanung erfasst worden sind, brauchen **nicht** noch einmal dokumentiert zu werden.

> **Merke:**
> In die Dokumentationsmappe gehören:
> - Stammblatt,
> - Pflegeplanung,
> - ärztliche Anordnungen,
> - Überwachungsplan,
> - Medikamentenplan,
> - Fieberkurve,
> - Pflegebericht.

> **Merke:**
> Die Inhalte der Pflegedokumentation/des Pflegeberichtes sind:
> - Veränderungen im Krankheitsbild (Fortschritte, Komplikationen, Besonderheiten, hinzukommende Neuheiten),
> - Reaktionen auf Medikamente und auf die Therapie,
> - Reaktionen auf Pflegemaßnahmen,
> - besondere Beobachtungen hinsichtlich der psychischen und physischen Verfassung des Bewohners/Patienten,
> - Verhalten des Pflegebedürftigen gegenüber Angehörigen,
> - Verhalten gegenüber dem Personal und Mitpatienten.

> **Merke:** Ärztliche Anordnungen erfolgen schriftlich, mit Datum und Handzeichen des Arztes. Durchgeführte Pflegemaßnahmen sowie beobachtete Veränderungen werden mit Datum, Uhrzeit Handzeichen der Pflegekraft vermerkt.

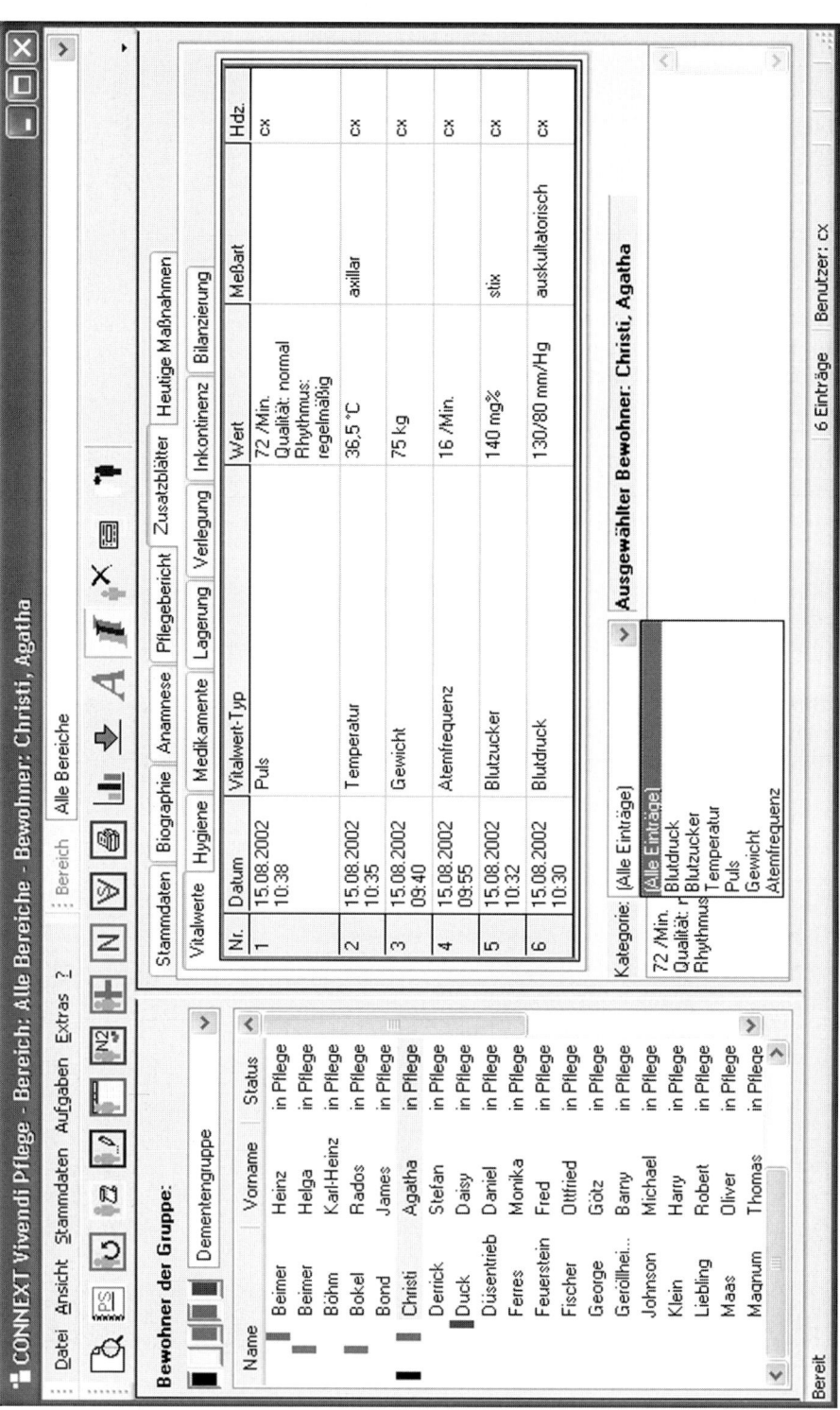

Abb. 35: Hauptansicht mit Vitalwerten (Vivendi®/Connext)

2.6 Beurteilung der Pflege 125

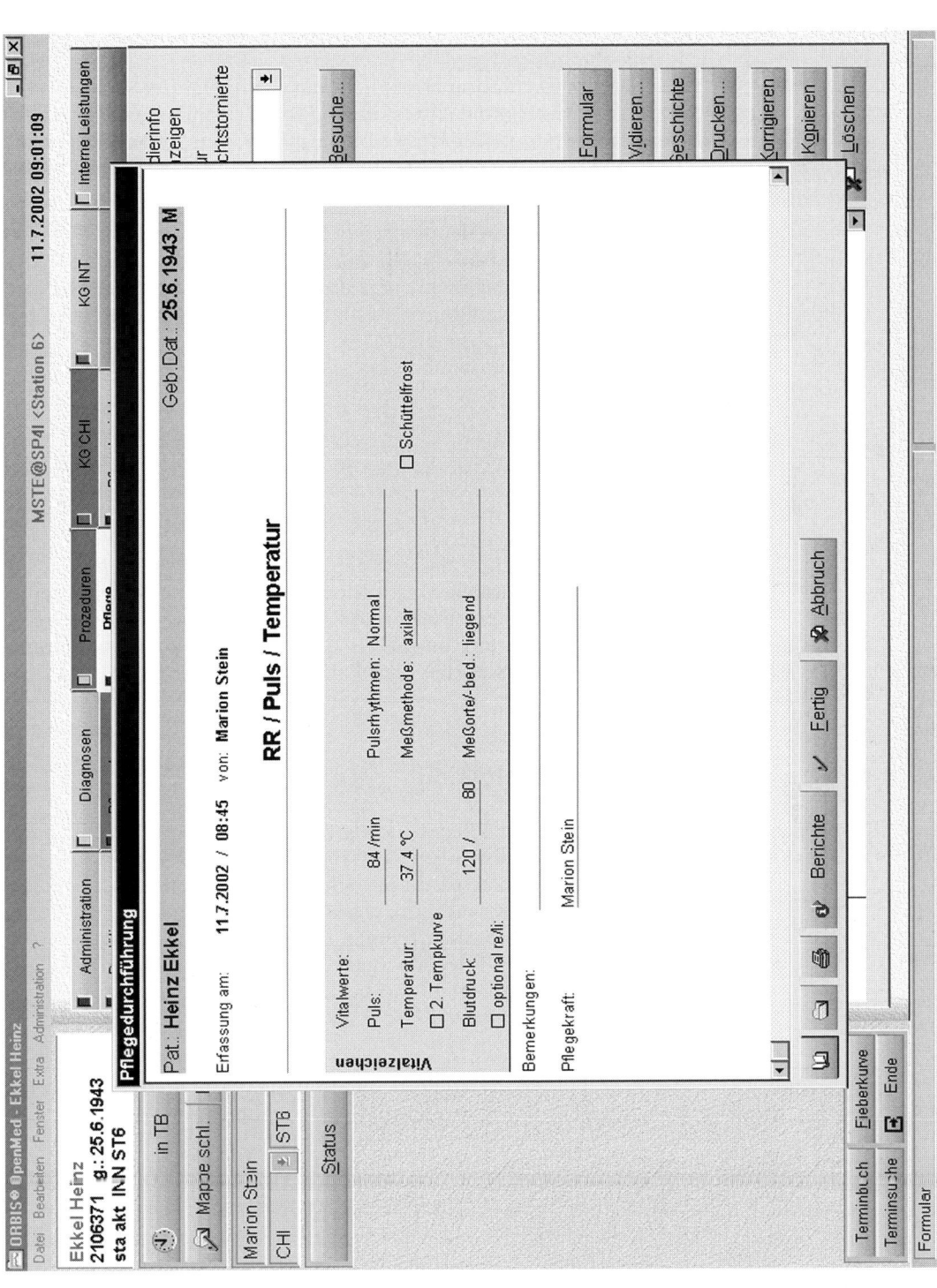

Abb. 36: Vitalzeichen (Open Med®/GWI)

6. Schritt: Beurteilung der Pflege

> 1. Informationsträger:
>   Die Dokumentation ermöglicht das Sammeln und Sichern von Informationen und sichert die Finanzierung. Dies erfolgt nach dem Grundsatz der Kostenfrage: „Alles, was nicht dokumentiert wurde, gilt als nicht durchgeführt und wird nicht finanziert!"
> 2. Sicherung des Stellenplans:
>   Die Dokumentation macht den Arbeitsaufwand bzw. die Pflegeintensität transparent und dient als Argumentationsgrundlage bei Verhandlungen bezüglich des Stellenplans und zur Sicherung der Pflegequalität, z. B. durch:
>   - Nachweis der fachlich korrekt durchgeführten Pflege;
>   - Nachweis der gezielt geplanten Pflege;
>   - einheitliches Arbeiten per Arbeitsanleitung;
>   - Durchführungskontrolle der Arbeitsanleitung;
>   - Überprüfung/Auswertung der Wirkung der Pflege (Pflegeevaluation).
> 3. Rechtliche Absicherung:
>   - Beweiserleichterung, um einen Beweis zu erbringen;
>   - Beweislastumkehr (Institutionen wie Krankenhäuser, Altenheime, Pflegestationen und Reha-Einrichtungen müssen per Dokumentation beweisen, dass alles Erforderliche getan wurde, um Schaden vom Patienten abzuwenden).

Übersicht 9: Funktionen der Dokumentation

2.6.2 Pflegeevaluation

Überprüfung der Wirksamkeit der Pflege

Zur Beurteilung der Pflegewirkung (Pflegeevaluation) überprüft die Pflegekraft in regelmäßigen Abständen, ob ein Pflegeziel erreicht wurde. Ausgelassen wird dieser Schritt des Pflegeprozesses nie, er wird in der Regel aber nur unbewusst vollzogen. Effektiver wäre eine **fest eingerichtete Pflegebeurteilung**, die im Rahmen einer so genannten **Pflegevisite** oder **Pflegeübergabe** erfolgen kann. Dabei wird zusammen mit den Kollegen (und bei der Pflegevisite auch zusammen mit dem Pflegebedürftigen) die Wirksamkeit der Pflege beurteilt.

> **Hinweis:** Bei der **Evaluation** stehen folgende Fragen im Vordergrund:
> - Wie reagiert der Pflegebedürftige auf die Pflegemaßnahmen?
> - Konnten Pflegeprobleme beseitigt werden?
> - Haben sich die Pflegeprobleme verstärkt?
> - Sind neue Pflegeprobleme aufgetaucht?
> - Sind die gesetzten Ziele erreicht worden?
> - Sind die nicht erreichten Ziele realistisch geplant worden?

Diese Fragen werden von den Pflegekräften beantwortet und dokumentiert, um die Effektivität der Pflegeplanung beurteilen zu können. Daraufhin wird die individuelle Pflegeplanung gegebenenfalls entsprechend abgeändert. Diese Konsequenzen sind dann ebenfalls im Pflegebericht schriftlich festzuhalten. Eine derart bewusst durchgeführte Evaluation ist für die Pflegebedürftigen und auch für die Pflegekräfte von Bedeutung. So kann das Resultat der Beurteilung folgende **Funktionen** haben:

Effektivität

- Sie dient als Bestätigung für die Pflegeeinrichtung.
- Sie führt zur Motivationsverstärkung und fördert eine überzeugte Verinnerlichung einer individuellen Pflege.
- Sie deckt unerkannte Problemen der Pflegeeinrichtung auf.
- Sie weist im Sinne der Problemlösung auf mögliche Ursachen hin. Diese betreffen das Pflegepersonal, da dieses die Probleme des Pflegebedürftigen nicht wahrgenommen hat. Beispiele sind ein großer Arbeitsanfall, der die Leistungskraft des Personals übersteigt, sowie eine unzureichende Arbeitsorganisation und ein Mangel an geeigneten Einrichtungen/Ausrüstungen, der eine individuelle Pflege nicht zulässt.
- Sie ermöglicht eine Ursachenanalyse und deckt Probleme auf, denen mit einer Verbesserung der Qualität im Kompetenzbereich des Pflegeteams entgegengewirkt werden kann.

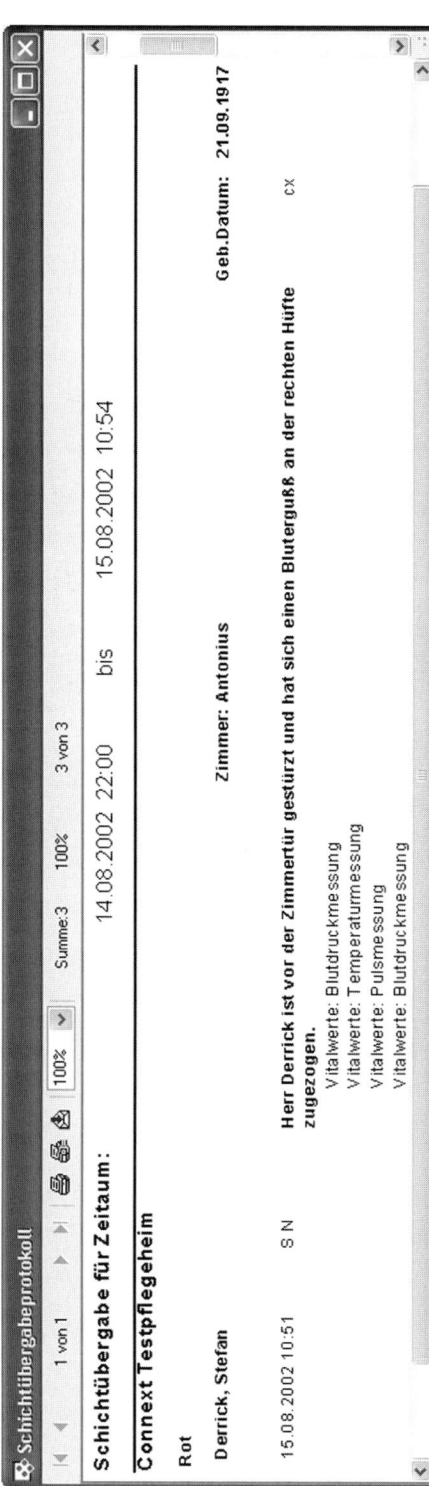

Abb. 37: Schichtübergabe (Vivendi®/Connext)

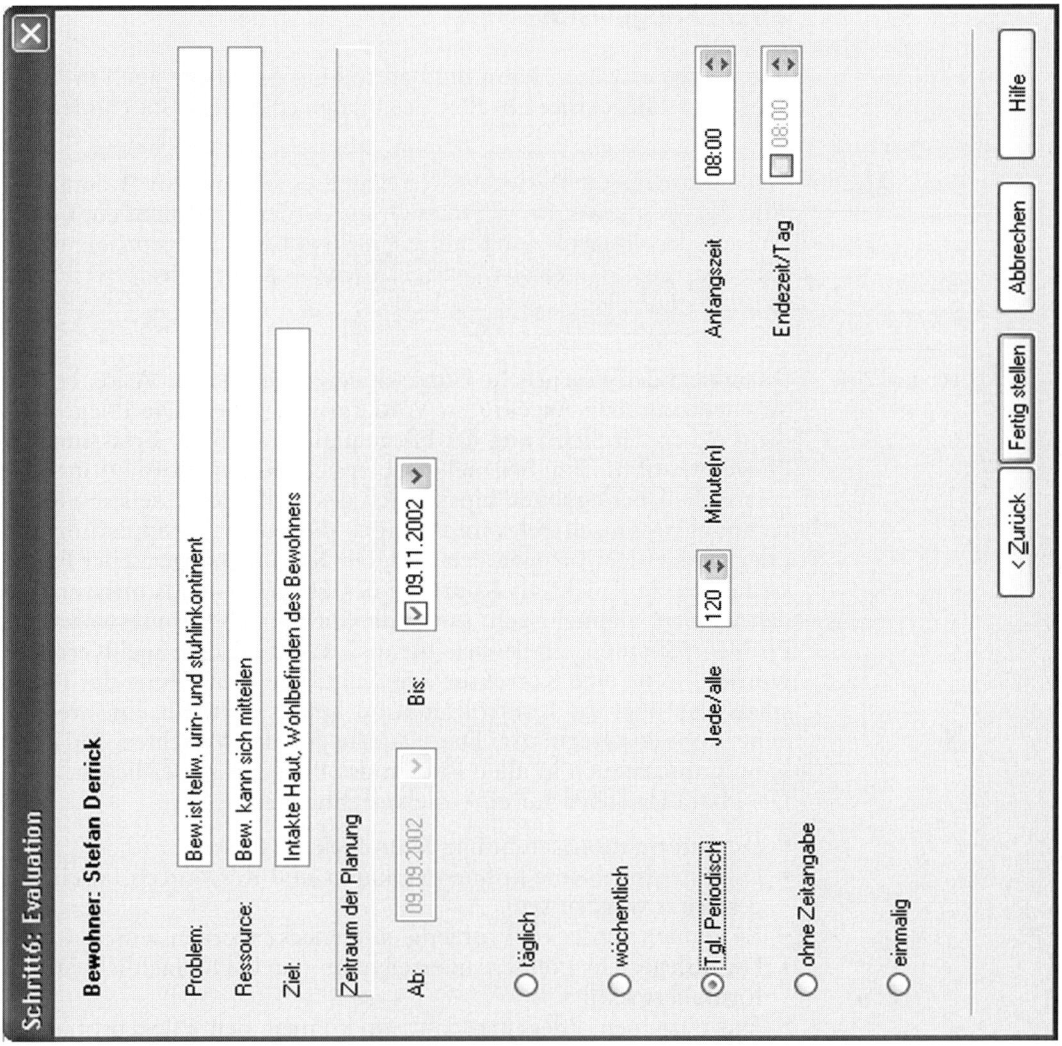

2.6 Beurteilung der Pflege

Schritt 6: Evaluation

Bewohner: Stefan Derrick

Problem: Bew. ist teilw. urin- und stuhlinkontinent

Ressource: Bew. kann sich mitteilen

Ziel: Intakte Haut, Wohlbefinden des Bewohners

Zeitraum der Planung

Ab: 09.09.2002   Bis: 09.11.2002

○ täglich
○ wöchentlich
● Tgl. Periodisch   Jede/alle 120 Minute(n)   Anfangszeit 08:00
○ ohne Zeitangabe   Endezeit/Tag 08:00
○ einmalig

< Zurück   Fertig stellen   Abbrechen   Hilfe

Abb. 38: Evaluierung (Vivendi®/Connext)

2.6.3 Pflegevisite

Wie bereits erwähnt, kann die Beurteilung der Pflege auch im Rahmen einer **Pflegevisite** am Bett des Pflegebedürftigen stattfinden.

> **Definition:** Bei der Pflegevisite handelt es sich um eine Übergabe am Bett des Bewohners/Patienten. Im Vordergrund steht die Erörterung der Pflegeplanung mit den individuellen Pflegeproblemen, Ressourcen, Pflegezielen und Pflegemaßnahmen des jeweiligen Pflegebedürftigen.

Funktionen und Ziele

Darin liegt der wesentliche Unterschied zur ärztlichen Visite, bei der die medizinischen Aspekte im Vordergrund stehen. Die Pflegevisite dient neben der **Sicherung der Pflegequalität** auch der **Erfassung der Pflegeintensität**. Zum Beispiel ergeben sich daraus Informationen für personelle Überlegungen hinsichtlich des Stellenschlüssels sowie abrechnungstechnisch relevante Daten, die zur Eingruppierung des Pflegebedürftigen erforderlich sind. Die Klärung pflegerischer Fragestellungen darf nicht als Kontrolle des Pflegepersonals missverstanden werden, vielmehr geht es um die Suche nach Lösungswegen bei Problempatienten. Stellt sich heraus, dass Nahziele nicht erreicht wurden, so ist eine Korrektur angezeigt. Die Beurteilung der Pflege spielt also über die Kontrollfunktion hinaus ebenfalls eine wesentliche Rolle als Regulativ. Die Ursache für das Verfehlen der Ziele kann grundsätzlich in allen Phasen des Pflegeprozesses liegen. Denkbare Ursachen für eine Zielverfehlung sind:

- Die Informationssammlung kann lückenhaft sein.
- Die Pflegeprobleme können verkannt und Ressourcen falsch eingeschätzt worden sein.
- Es können verdeckte Probleme aufgedeckt worden sein.
- Die Pflegeziele können unerreichbar (zu hoch, fachlich falsch) formuliert sein.
- Die einzelnen Pflegemaßnahmen können den Pflegeproblemen oder Pflegezielen unangemessen sein.
- Einzelne Pflegemaßnahmen können unsachgemäß durchgeführt worden sein.
- Unvorhersehbare Ereignisse können die Pflegewirkung beeinflussen (z. B. Komplikationen).

Auswertung

Die tägliche Auswertung der Pflege (Pflegeevaluation im Beisein des Pflegebedürftigen) ist im Rahmen einer Pflegevisite am günstigsten. Aus zeitlichen oder strukturellen Gründen (z. B. in der ambulanten Pflege) lässt sie sich als feste Institution oft zumindest nur während der Schichtübergabe oder der üblichen Teambesprechungen organisieren (☞ Abb. 37, S. 128).

2.6.4 Arbeitsblatt 9: „Beurteilung der Pflege"

Die Anfangsbuchstaben ergeben ein Wort, das bei der Beurteilung der Pflege heute und auch in Zukunft eine große Bedeutung haben wird! Wie lautet es?

A-AR-AUF-BEIT-BILD-ERGEBNIS-ERGEBNIS-EVA-FERN-GABE-GANZ-GESPRAECH-HEITS-IN-KALENDER-LAGER-LEIT-LEM-LUATION-NAHME-NAM-NESE-PFLEGE-PFLEGE-PLAN-PROB-QUALI-QUALI-SIV-STANDARD-TAET-TAET-TEAM-TEN-TERMIN-UEBER-UNGS-ZIEL

Umlaute: Ä = AE / Ö = OE / Ü = UE

1. Schwierigkeit
2. übergeordnetes Ziel
3. Abhandlung abstrakter Aussagen
4. Beurteilung
5. Grundlage der meisten Pflegetheorien
6. Standard, der die angestrebte Wirkung der Pflege beschreibt
7. Maßstab für Wert und Güte
8. findet beim Schichtwechsel statt
9. erfolgt vor dem Ausfüllen des Stammblattes
10. wird z. B. beim Bobath-Konzept erstellt
11. besonders zeitaufwändige Pflege
12. ist wichtig für eine gute Kooperation der Pflegekräfte
13. Vorgeschichte
14. zu dieser Qualitätsdimension gehört u.a. die Zufriedenheit der Patienten
15. Zeitübersicht, die bei computerunterstützter Pflegeplanung ausgedruckt werden kann

1. = _____
2. = _____
3. = _____
4. = _____
5. = _____
6. = _____
7. = _____
8. = _____
9. = _____
10. = _____
11. = _____
12. = _____
13. = _____
14. = _____
15. = _____

3 Exemplarische Pflegeplanungen

3.1 Pflegeplanung nach den ATLs

Fallbeispiel

Frau Maria Schmidt (65 Jahre, verh., 170 cm groß, 70 kg) wurde vor 5 Tagen mit der Diagnose „Zerebrale Ischämie" ins Krankenhaus eingewiesen. Sie ist sehr exsikkiert und hat eine motorische Aphasie. Sie versteht alles was man ihr sagt und ist rechtsseitig gelähmt. Dabei handelt es sich um eine schlaffe Hemiplegie. Beim Waschen benötigt sie momentan teilweise Unterstützung. Die Mundpflege führt sie selbst durch. Die Tatsache, dass sie plötzlich nicht mehr willkürlich Urin ausscheiden kann, beschämt sie sehr. Sie legt besonderen Wert auf die Körperpflege und hat sich zu Hause jeden Tag um 17.30 Uhr geduscht. Ihr Mann erzählt, dass sie immer ausgiebig die Zeitung liest, sich gerne mit Gartenarbeiten beschäftigt, jeden Freitag kegeln geht und gerne Radio hört. Bis vor einem Jahr arbeitete sie in ihrer Modeboutique, die nun ihre jüngere Kegelschwester Frau Mertens gepachtet hat.

Zurzeit ist Frau Schmidt bettlägerig. Außerdem hat sie einen Venenverweilkatheter an der linken Hand liegen. Sie bekommt täglich 2 x 500 ml HAES-steril*. Frau Schmidt kann abends schlecht einschlafen und klagt manchmal über kalte Füße. Sie ist sehr traurig über ihre plötzliche Abhängigkeit. Sie akzeptiert die Hilfe und möchte sofort wieder gesund werden, hat aber keine Geduld, ständig im Bett zu liegen. Die aktuell ermittelten Vitalwerte von Frau Schmidt lauten:
RR: 130/70 mm Hg;
P: 68/Min.;
Temp.: 36,5 °C.

ATL „Sinn finden"

Pflegeprobleme/Ressourcen	Pflegeziele	Pflegemaßnahmen
• Depressionsgefahr, weil sie die neue Situation erst verarbeiten muss.	• Nahziel: Frau Schmidt entwickelt Vertrauen zu den Pflegenden.	• Die Pflegenden stellen sich vor und bilden ein kleines Team, um Frau Schmidt nicht zu überfordern. • Das Betreuungsangebot ist darauf angelegt, die Selbstständigkeit zu fördern.
• Ressource Sie akzeptiert Hilfe. • Ressource Sie ist eine sehr aktive Rentnerin.	• Fernziel: Frau Schmidt gibt sich nicht auf, erkennt Fortschritte.	• Gesprächsbereitschaft zeigen. • Behutsam und vorsichtig Gespräche über die Krankheit führen. • Hinweise auf eine Depression beobachten (Stimmung gedrückt, Antriebsarmut, Zweifel, Selbstvorwürfe). • Kleine Erfolge bestätigen. • Kooperation mit den Angehörigen, Fotos und Blumen mitbringen lassen, damit sie weiter den Wunsch verspürt selbstständig zu sein, um zu Hause zum Beispiel wieder im Garten arbeiten zu können.

ATL „Sich bewegen"

Pflegeprobleme/Ressourcen	Pflegeziele	Pflegemaßnahmen
• Sie nimmt die rechte Seite nicht wahr; wegen der Lähmung ist sie linksseitig orientiert.	• Nahziel: Sie bezieht die rechte Körperseite mit ein. Fernziel: Sie orientiert sich beidseitig.	• Das Krankenzimmer so gestalten, dass sich das Nachtschränkchen und das Radio rechtsseitig befinden; sie stets über die rechte Seite ansprechen. Einbeziehen der rechten Seite in allen ATLs.
• Kontrakturgefahr aufgrund der Bettlägerigkeit.	• Frau Schmidt kann die Gelenke schmerzfrei bewegen.	• Passive und aktive Bewegungsübungen durch die Krankengymnastik und/oder das Pflegepersonal.
• Dekubitusgefahr aufgrund der Bettlägerigkeit.	• Auch an den aufliegenden Körperstellen ist die Haut intakt.	• Dekubitusprophylaxe: zweistündlich Umlagern; dekubitusgefährdete Körperstellen mit Hautschutzsalbe einreiben; Hautbeobachtung.
• Thrombosegefahr aufgrund der Bettlägerigkeit.	• Der venöse Blutrückfluss ist verbessert.	• Mobilisation: Wadenmuskulatur betätigen, Sohlendruck herstellen, Beine, Füge und Zehen bewegen.

ATL „Für Sicherheit sorgen"

Pflegeprobleme/Ressourcen	Pflegeziele	Pflegemaßnahmen
• Gefahr der Venenentzündung aufg-und der Venenverweilkanüle Ressource: Frau Schmidt kann Schmerzen äugern.	• Die Einstichstelle bleibt infektionsfrei.	• Aseptischer Verbandwechsel (Reinigung von innen nach augen) nach Bedarf, transparenten Verband verwenden; gute Fixierung der Venenverweilkanüle; Beobachtung auf evtl. EntzündungsZeichen, bei Schmerzen oder anderen Entzündungszeichen die Venenverweilkanüle sofort entfernen.

ATL „Wachsein und Schlafen"

Pflegeprobleme/Ressourcen	Pflegeziele	Pflegemaßnahmen
• Einschlafs-örungen, weil sie sich Sorgen über ihren derzeitigen Zustand macht.	• Nahziel: Frau Schmidt kennt Tipps, um trotz der berechtigten Sorgen besser einschlafen zu können. • Fernziel: Frau Schmit hat die Ursachen der Einschlafstörung abgebaut.	• Gespräche anbieten; zuhören, Sorgen aussprechen lassen; am Ende des Gesprächs versichern, dass sie weiter im Gespräch bleiben, der Schlaf jetzt aber wichtig sei, um gesund zu werden (☞ ATL „Kommunizieren"). Ihr anbieten, dass die Nachtwache öfter ins Zimmer schaut; Klingel in Reichweite legen; evtl. warme Milch mit Honig, warmes Fugbad (☞ ATL „Regulieren der Körpertemperatur").

ATL „Kommunizieren"

Pflegeprobleme/Ressourcen	Pflegeziele	Pflegemaßnahmen
• Sie hat eine motorische Aphasie aufgrund des Apoplex! • Ressource: Sie versteht alles, was man ihr sagt.	• Nahziel: Frau Schmidt unternimmt Sprechversuche und gibt nicht auf. • Fernziel: Sie kann Sätze bilden und spricht fliegend.	• Einfache, kurze Sätze sprechen, ja- und Nein-Fragen stellen, nicht unterbrechen, Fehler nicht ständig verbessern, Zeit lassen, abgebrochene Sätze nicht vervollständigen, sie durch häufigen Kontakt zum Sprechen motivieren, Logopädie.

ATL „Ausscheiden"

Pflegeprobleme/Ressourcen	Pflegeziele	Pflegemaßnahmen
• Frau Schmidt ist aufgrund des apoplektischen Insults urininkontinent.	• Nahziel: Frau Schmidt fühlt sich verstanden und kennt Inkontinenzhilfsmittel. • Fernziel: Sie hat einen regelmäßigen Miktionsrhythmus gefunden.	• Einfühlende, taktvolle Gespräche, Aufklärung, Inkontinenzhilfsmittel anpassen; auf gute Intimpflege achten, Blasenkopftraining und Toilettentraining, auf Anordnung Einmalkatheterismus durchführen oder Blasenspasmolytika verabreichen (☞ ATL „Sich als Mann oder Frau fühlen und verhalten").

3.1 Pflegeplanung nach den ATLs

ATL „Sich waschen und kleiden"

Pflegeprobleme/Ressourcen	Pflegeziele	Pflegemaßnahmen
• Frau Schmidt kann sich aufgrund der halbseitigen Lähmung nicht selbstständig waschen und kleiden. • Ressource: Sie führt die Mundpflege selbst durch. • Ressource: Sie legt viel Wert auf die Körperpflege.	• Die Selbstständigkeit beim Waschen und Kleidung ist unterstützt. • Die Körperpflege ist gewährleistet.	• Ganzkörperwaschung im Bett, Frau Schmidt mit einbeziehen und anleiten, dabei die Wahrnehmung der betroffenen Seite fördern (immer von der nicht betroffenen Seite zur betroffenen Seite arbeiten), individuelle Wünsche berücksichtigen, bequeme, leicht zu wechselnde Kleidung wählen (weite Kleidung aus Naturfasern mit Klettverschlüssen u. großen Knöpfen).

ATL „Essen und Trinken"

Pflegeprobleme/Ressourcen	Pflegeziele	Pflegemaßnahmen
• Frau Schmidt benötigt Hilfe beim Essen und Trinken. • Frau Schmidt ist exsikkiert.	• Frau Schmidt isst und trinkt ausreichend und schluckt problemlos	• Wunschkost anbieten, Speisen anfangs appetitlich und mundgerecht anrichten, später Hilfsmittel (Spezialteller, -besteck, Trinkhilfen); ca. 2 l Trinkmenge pro Tag anbieten; Inspektion der Mundhöhle, Kontrolle des Hautturgors, Beobachtung auf Schluckstörungen (☞ ATL „Atmen").

ATL „Atmen"

Pflegeprobleme/Ressourcen	Pflegeziele	Pflegemaßnahmen
• Pneumoniegefahr aufgrund der Bettlägerigkeit.	• Sie atmet tief durch, die Lungen werden gut belüftet.	• Atemübungen mittels Inspirationstrainer; sie zum tiefen Durchatmen auffordern; Mobilisation a. A., Oberkörperhochlagerung, Beobachtung der Haut (Zyanose), Atmung, Temperatur.
• Aspirationsgefahr aufgrund der Bettlägerigkeit.	• Schluckstörungen sind rechtzeitig erkannt.	• Auf Speisereste in Wangentaschen, Husten, Würgen und eine gerade Haltung achten; Schlucktraining durchführen, flüssige Kostformen ggf. an dicken, (☞ ATL „Essen und Trinken"); Nierenschale und Zellstoff bereithalten.

ATL „Regulierung der Körpertemperatur"

Pflegeprobleme/Ressourcen	Pflegeziele	Pflegemaßnahmen
• Frau Schmidt hat ständig kalte Füße aufgrund von Durchblutungsstörungen.	• Frau Schmidt fühlt sich wohl und hat warme Füße.	• Abends und bei Bedarf ein warmes Fußbad anbieten (☞ ATL „Ruhen und Schlafen"). Cave: bei schwerer arterieller Verschlusskrankheit keine Wärmeanwendung! • Warme, nicht zu enge Socken aus Naturmaterial anziehen, die bequem und atmungsaktiv sind.

ATL „Sich als Mann oder Frau fühlen und verhalten"

Pflegeprobleme/Ressourcen	Pflegeziele	Pflegemaßnahmen
• Frau Schmidt schämt sich bei der Intimpflege, weil sie aufgrund des Apoplex' urininkontinent ist.	• Nahziel: Sie akzeptiert die Hilfe bei der Intimpflege. • Fernziel: Sie führt die Intimpflege selbstständig durch (☞ ATL „Ausscheiden").	• Vertrauen aufbauen; Pflegetätigkeiten von gleichgeschlechtlichen Pflegepersonen und möglichst nicht ständig von einer anderen Pflegekraft durchführen lassen. • Zur selbstständigen Intimtoilette anleiten/motivieren. • Trennwand aufstellen, Mitpatienten hinausbitten, wenn möglich.

ATL „Raum und Zeit gestalten"

Pflegeprobleme/Ressourcen	Pflegeziele	Pflegemaßnahmen
• Ungeduld mangels selbstständiger Lebensgestaltung. • Ressource: Ehemann sowie viele Bekannte des Kegelclubs und der Modeboutique.	• Nahziel: Frau Schmidt hält sich an den Tagesplan und ist an Therapien interessiert. • Fernziel: Frau Schmidt übernimmt ihre Tagesgestaltung größtenteils selbst.	• Anregung zu eigenständiger Aktivität (Zeitungen besorgen/mitbringen lassen). • Förderung von Sozialkontakten, Besuche vom Ehemann und von Bekannten. • Zum Einhalten selbstständiger Bewegungsübungen anleiten/motivieren.

3.2 Pflegeplanung nach den AEDLs

Fallbeispiel

Herr Anton Weiss, ehemaliger Bibliothekar, 76 Jahre, verw., 180 cm groß, 60 kg, ist letzte Woche in ein Altenheim eingezogen. Vor sechs Monaten ist seine Ehefrau verstorben, die Herrn Weiss bei der täglichen Pflege unterstützt hatte. Seitdem erledigte dies seine Tochter gemeinsam mit der Unterstützung eines ambulanten Pflegedienstes. Herr Weiss hat aufgrund eines Rektumkarzinoms seit fünf Jahren ein Kolostoma, bei dessen Versorgung ihn seine Frau früher sehr unterstütze. Seit ihrem Tod leidet er zunehmend unter akuten Verwirrtheitszuständen. Diese äußern sich vor allem in Gedächtnisstörungen. Er verläuft sich oft und findet Gegenstände (z. B. Brille, Geldbörse, Schlüsselbund) nicht wieder. Zur Person ist er voll orientiert, zeitlich und örtlich ist er phasenweise völlig desorientiert. Im Altenheim wohnt Herr Weiss zusammen mit Herrn Berg, der leicht gehbehindert, aber geistig noch recht rüstig ist. Herr Weiss ist ziemlich verschlossen. Er sieht ein, dass er alleine nicht zurecht kommt und auch nicht ständig seine Tochter bzw. den Pflegedienst in Anspruch nehmen kann. Trotzdem grübelt er viel und kann sich nur schwer mit der Tatsache anfreunden, dass er jetzt im Altenheim lebt. Er denkt viel an seine Frau und an den schönen Rosengarten, den sie gemeinsam gepflegt hatten. Das Heim ist zwar auch ganz schön, aber er kennt sich dort nicht aus. Das eigentlich sehr gute Menü dort schmeckt ihm nicht, und er trinkt kaum etwas. Sein körperlicher Zustand ist entsprechend schlecht. Herr Weiss jammert nach seiner Frau und nach seiner guten alten Heimat.

AEDL „Mit existenziellen Bereichen des Lebens umgehen"

Pflegeprobleme/Ressourcen	Pflegeziele	Pflegemaßnahmen
• Verlust der häuslichen Sicherheit. • Herr Weiss fühlt sich ausgeliefert und hat Angst. • Ressource: Er sieht ein, dass er nicht allein zuhause wohnen kann. • Nahziel: Herr Weiss spricht über den Verlust.	• Fernziel: Herr Weiss hat Vertrauen zu seinen BezugspflegerInnen. • Fernziel: Herr Weiss erkennt Möglichkeiten, wie er mit dem Verlust umgehen kann.	• Gesprächsbereitschaft, persönliche Zuwendung. • Herrn Weiss häufiger nach seinen Wünschen fragen. • Seine Bedürfnisse ernst nehmen, Verständnis zeigen. • Anteil nehmen am Tod seiner Frau (ihn, sofern er möchte, zum Friedhof begleiten). • Kontakt zur Tochter aufrechterhalten und fördern. • Kontakt zu Mitbewohnern ermöglichen, z. B. bei verschiedenen Betreuungsangeboten (☞ AEDL: Soziale Bereiche des Lebens sichern). • Nach Möglichkeit Herrn Weiss bestimmten Bezugspflegepersonen zuordnen, nicht ständig anderen Pflegekräften. • Orientierungshilfen geben (☞ AEDL: Für eine sichere Umgebung sorgen).

AEDL „Soziale Bereiche des Lebens sichern"

Pflegeprobleme/Ressourcen	Pflegeziele	Pflegemaßnahmen
• Herr Weiss ist aufgrund seiner Erkrankung kaum bereit, Kontakte (z. B. zu Mitbewohnern) aufzunehmen. • Ressource: Bewohner ist mobil.	• Nahziel: Herr Weiss entwickelt Interessen. • Fernziel: Herr Weiss äußert Wünsche, gibt individuelle Anregungen bzgl. gemeinschaftlicher Unternehmungen (z. B. mit Herrn Berg spazierengehen). • Fernziel: Herr Weiss hat ein stärkeres Selbstbewusstsein.	• Das soziale Umfeld von Herrn Weiss erforschen, bestehende oder auch zurzeit ruhende Kontakte fördern, Hilfen anbieten (z. B. für ihn bei Bekannten anrufen). • Kontakte zu Mitbewohnern fördern, Mitbewohner vorstellen, Möglichkeiten zum Kennen lernen bieten. • Kommunikationsmittel bereitstellen, evtl. Hilfe anbieten (z. B. Briefe schreiben, vorlesen). • Vorschläge über Beschäftigungsmöglichkeiten machen, dabei nach Möglichkeit seine bisherigen Neigungen berücksichtigen. • Gut zuhören und sein Selbstbewusstsein stärken; ihm z. B. signalisieren, dass man sich über sein Interesse an … freut (ihn loben und wertschätzen).

AEDL „Für eine sichere Umgebung sorgen"

Pflegeprobleme/Ressourcen	Pflegeziele	Pflegemaßnahmen
• Gefahr der Fremd- und Selbstgefährdung (z. B. wenn er sich draußen verläuft und im Straßenverkehr umher irrt.) Ressource: Herr Weiss ist kooperativ. (...akzeptiert Hilfe und weiß, dass sich jemand um ihn kümmern muss).	• Nahziel: Herr Weiss bewegt sich sicher und findet kleine Wege ohne Probleme. • Fernziel: Herr Weiss fühlt sich im Altenheim sicher.	• Orientierungshilfen geben (Piktogramme, Markierung der Zimmertüren, große Namensschilder, übersichtliche Raumgestaltung, Kalendertag, Jahreszeit, Monat, Ort, Tagesablauf), ihm anbieten, dass man ihn zu den Mahlzeiten abholt. • Ihn immer mit seinem Namen ansprechen. • Freundlich erinnern, wenn er etwas vergessen hat. • Notrufsystem erläutern und dessen Funktion ausgiebig und wiederholt mit ihm üben. • Ihn bei Unternehmungen außerhalb des Altenheims unbedingt begleiten (oder die Tochter darum bitten) (☞ AEDL: Kommunizieren). • Gedächtnistraining durchführen.

AEDL „Sich beschäftigen"

Pflegeprobleme/Ressourcen	Pflegeziele	Pflegemaßnahmen
• Herrn Weiss fehlt der Antrieb, sich zu beschäftigen, weil er seine Situation noch nicht verarbeitet hat. • Er kann sich nicht selbst beschäftigen, weil er zeitweise sehr verwirrt ist und allein nicht zurecht kommt. • Ressource: Als ehemaliger Bibliothekar kennt er sich gut mit Büchern aus. • Ressource: Er hatte zuhause einen Rosengarten.	• Nahziel: Herr Weiss nimmt an Beschäftigungsangeboten des Heims teil. • Fernziel: Herr Weiss beschäftigt sich aus eigenem Antrieb heraus (individuelle Beispiele: er besucht die Stadtbibliothek; er fährt in Begleitung zu einer Gärtnerei; er unterstützt den Gärtner des Altenheims.)	• Gespräche mit der Tochter und anderen Angehörigen sowie mit Herrn Weiss, um frühere Hobbys und Neigungen noch näher kennen zu lernen. • Ähnliche Beschäftigungen (mit Begleitung) anbieten. • Beschäftigungsangebote des Hauses vorstellen, einladen, ermutigen an Veranstaltungen teilzunehmen, um sie kennen zu lernen und zu testen. • Kontakte ermöglichen (Telefon, Briefe). • Klare Tagesgestaltung und Orientierungshilfen geben (☞ AEDL: Für eine sichere Umgebung sorgen). • Auf eine anregende Raumgestaltung (private Fotos, Andenken, eigene Möbel) achten, Bewohner soll die Einrichtung des Zimmers möglichst selbst bestimmen. • Auf Wünsche von Herrn Weiss eingehen und Vorschläge machen, wie man ihm unterstützen kann.

AEDL „Kommunizieren"

Pflegeprobleme/Ressourcen	Pflegeziele	Pflegemaßnahmen
• Im Zusammenhang mit der akuten Verwirrtheit ist sein Wortschatz manchmal sehr reduziert, und er muss lange überlegen, was und wie er sich artikuliert. • Ressource: Er versteht was man ihm sagt, wenn er bei akuter Verwirrtheit freundlich erinnert wird.	• Nahziel: Herr Weiss ist über sein Krankheitsbild und Behandlungsmöglichkeiten informiert. • Fernziel: Herr Weiss lässt sich beim Sprechen mehr Zeit und unterhält sich gern.	• Gedächtnistraining: Frage- und Antwortspiele, Brett- und Kartenspiele (mit Herrn Berg und anderen Bewohnern). • Geduldig zuhören, nicht unterbrechen, wenn Herr Weiss erst in Ruhe überlegt, sondern ihm bewusst Zeit lassen, ihn ggf. freundlich erinnern, wenn er bestimmte Dinge vergisst. • Bezugspflege und Rituale berücksichtigen (Gewöhnungseffekt), z. B. Begrüßungsrituale: Guten Morgen, Herr Weiss, heute ist Montag, der 7. Januar 2002, ich kann Ihnen gleich bei der Pflege helfen." • Selbstständigkeit erhalten, nicht bevormunden, Selbstwertgefühl steigern durch Lob und Anerkennung. Bei Persönlichkeits- oder Distanzverlust aber auch klar reagieren und ggf. Grenzen aufzeigen.

AEDL „Ruhen und Schlafen"

Pflegeprobleme/Ressourcen	Pflegeziele	Pflegemaßnahmen
• Durch die Verwirrtheitszustände kann der Tag-Nacht-Rhythmus gestört werden. • Ressource: Herr Weiss ist tagsüber mobil.	• Frühzeitiges Erkennen von Veränderungen im Tag-Nacht-Rhythmus.	• Den Nachtdienst um genaue Beobachtung bitten. • Tagsüber auf Müdigkeitserscheinungen achten. • Zeitdauer der Mittagsruhe nicht übertreiben. • Gewohnte Schlafrituale beibehalten. • Nachts für eine Schlaf fördernde Umgebung sorgen.

AEDL „Ausscheiden"

Pflegeprobleme/Ressourcen	Pflegeziele	Pflegemaßnahmen
• Abhängigkeit bei der Stomapflege und z. T. auch bei der Urinausscheidung. • Ressource: Herr Weiss kennt die Stomapflege seit Jahren.	• Intakte Haut im Stoma- und Intimbereich. • Stomakomplikationen vermeiden.	• Regelmäßige Stomapflege, Ausscheidungstraining. • Intertrigoprophylaxe (Haut gut trocken halten, auf Entzündungszeichen achten, Hautschutzsalbe). • Verordnete Stomapflege durchführen, Herrn Weiss und ggf. Stomatherapeutin um Rat bitten.

AEDL „Sich als Mann fühlen und verhalten"

Pflegeprobleme/Ressourcen	Pflegeziele	Pflegemaßnahmen
• Schamgefühl z. B. bei Stomapflege, insbesondere weil er die vielen Pflegekräfte noch nicht kennt. • Das Stoma sowie sein akute Verwirrtheit hemmen ihn, er zieht sich zurück. • Ressource: Herr Weiss kennt seine Stomaversorgung seit Jahren und hatte bislang keine Komplikationen.	• Nahziel: Herr Weiss akzeptiert Hilfe durch das Pflegepersonal. • Fernziel: Er geht angemessen mit seiner Situation um (z. B. nimmt Hilfen in Anspruch, fühlt sich wohl, ist froh, dass ihm so gut geholfen wird.)	• Sorgfältige Pflege des Stomas lt. ärztl. Anordnung bzw. Informationen der Stomatherapeutin. • Herrn Weiss bei der Pflege so weit wie nötig unterstützen, ihn mit einbeziehen, anhören und auf evtl. Anweisungen eingehen. • Intimsphäre/Diskretion wahren. • Wunsch nach gleich geschlechtlicher Pflegeperson berücksichtigen. • Möglichst feste Bezugspersonen. • Bei Verwirrtheitszuständen Verständnis zeigen und ihm wie ganz selbstverständlich die erforderlichen individuellen Orientierungshilfen geben, niemals beschimpfen oder belächeln.

3.2 Pflegeplanung nach den AEDLs

AEDL „Vitale Funktionen des Lebens aufrecht erhalten"

Pflegeprobleme/Ressourcen	Pflegeziele	Pflegemaßnahmen
• Gefahr von Kreislaufstörungen, weil Herr Weiss sehr wenig trinkt (Exsikkosegefahr) • Ressource: Es beruhigt ihn, wenn seine Vitalwerte kontrolliert werden.	• Herr Weiss hat stabile Kreislaufverhältnisse. • Normale Transpiration.	• Regelmäßige Kontrolle von Puls, Blutdruck, Temperatur, Bewusstsein (Häufigkeit nach ärztl. Anordnung). • Herr Weiss angemessen pflegen und kleiden (☞ AEDL: Sich pflegen und kleiden). • Häufiger kontrollieren, ob er nicht friert (kalte Füße?) bzw. stark schwitzt. • Information über die Notwendigkeit der Krankenbeobachtung. • Kontrolle der Medikamente inkl. Nebenwirkungen. • Flüssigkeitshaushalt auffüllen (☞ AEDL: Essen und Trinken).

3 Exemplarische Pflegeplanungen

AEDL „Essen und Trinken"

Pflegeprobleme/Ressourcen	Pflegeziele	Pflegemaßnahmen
• Herr Weiss trinkt zu wenig. • Herr Weiss hat keinen Appetit.	• Herr Weiss isst und trinkt ausreichend. • Herr Weiss hat wieder Freude am Essen und freut sich auf seine Leibgerichte.	• Flüssigkeitsbilanzierung, Wünsche respektieren. • An das Trinken erinnern, stets ein Glas in der Nähe positionieren. • Appetitliche Zubereitung der Speisen. • Bevorzugte Speisen erfragen (Cave: Ernährung bei Stomaträgern).

AEDL „Sich bewegen"

Pflegeprobleme/Ressourcen	Pflegeziele	Pflegemaßnahmen
• Herr Weiss ist aufgrund körperlicher Schwäche beim Gehen manchmal unsicher.	• Herr Weiss fühlt sich körperlich fit. • Er kann sich ungehindert bewegen.	• Unterstützung beim Aufstehen und Gehen. • Begleitung anbieten (auch als Orientierungshilfe). • Bewegungstraining, Spannungsübungen (zur Stärkung der Muskulatur). • Evtl. Gehilfen anbieten (Spazierstock, bei Verschlimmerung evtl. Rollator).

AEDL „Sich pflegen"

Pflegeprobleme/Ressourcen	Pflegeziele	Pflegemaßnahmen
• Herr Weiss benötigt Unterstützung beim Waschen. • Ressourcen: Herr Weiss ist mobil und kann beim Waschen gut angeleitet werden.	• Herr Weiss pflegt sich möglichst selbstständig. • Er ist froh, dass er bei Bedarf Hilfe in Anspruch nehmen kann.	• Körperpflege am Waschbecken, Bad, Dusche. Selbstständigkeit soweit wie möglich fördern, Herrn Weiss genügend Zeit lassen, nicht drängeln. • Ausreichend und geeignete Pflegematerialen bereitstellen (☞ Stomapflege; AEDL: Ausscheiden). • Pflegemaßnahen klar strukturiert, behutsam und mit viel Achtung vornehmen (Basale Stimulation®).

AEDL „Sich kleiden"

Pflegeprobleme/Ressourcen	Pflegeziele	Pflegemaßnahmen
• Herr Weiss hat das Interesse an seinem Aussehen verloren.	• Nachziel: Herr Weiss legt Wert auf seine Kleidung • Fernziel: Er macht sich gerne schick.	• Interesse an Kleidung fördern, bei der Auswahl der Kleider und beim Einkaufen behilflich sein; seine Wünsche berücksichtigen; für große Spiegel sorgen. • Bequeme und pflegeleichte Kleidung empfehlen.

3.3 Formblätter

3.3.1 Formblatt: Pflegeanamnese stationär

Pflegeanamnese stationär Name, Vorname: _____ Geburtsdatum: _____ Blatt-Nr.: _____

Buchner Pflegeorganisation

ATL nach Juchli							Pflegeplan
1. Wach sein und schlafen							
Tag- und Nachtrhythmus:	○ Nein	○ Ja	Schlafgewohnheiten: _____				○
Dämmern:	○ Nein	○ Ja	Schlafmedikamente: _____				
Mittagsschlaf:	○ Nein	○ Ja	○ Zeitweise Welche: _____				
2. Sich bewegen	Selbstständig ○	Benötigt Hilfe ○	unselbstständig ○	Art der Einschränkung (z.B.: Schlaffe, spastische Lähmung): _____			○
				Hilfsmittel: _____			
Außerhalb des Bettes	○	○	○	Kontrakturen ○ Dekubitus ○ (s. Dekubitus Erfassung)			
Im Bett/Lagerung	○	○	○	Lokalisation: _____			
Sitzen	○	○	○				
3. Sich waschen und kleiden	Selbstständig ○	Benötigt Hilfe ○	unselbstständig ○	Erläuterungen (z.B. Art der Hilfe, Körperbereiche):	Hautzustand: ○ intakt ○ trocken ○ feucht ○ Sonstiges		○
					Hautschäden: ○ Ulzera ○ Dekubitus ○ Hämatom ○ Sonstiges		
Waschen	○	○	○		Lokalisation/Zustand (s.a. Erfassungsbögen): _____		
Duschen	○	○	○				
Baden	○	○	○				
Mund-, Zahnpflege	○	○	○				
Rasur	○	○	○				
Nägel-, Fußpflege	○	○	○				
Haarpflege	○	○	○				
	Selbstständig ○	Benötigt Hilfe ○	unselbstständig ○	Hilfsmittel vorhanden: ○ Nein ○ Ja Welche: _____		Bemerkungen: _____	
Ankleiden	○	○	○	Benötigt Hilfsmittel: ○ Nein ○ Ja			
Auskleiden	○	○	○				
4. Essen und Trinken	Selbstständig ○	Benötigt Hilfe ○	unselbstständig ○	Ernährungszustand: ○ Normal ○ Adipös ○ Exsikkiert			○
				Kostform: ○ Normal ○ Vegetarisch ○ Vollwert			
Essen zubereiten	○	○	○	○ Sondenkost ○ Diabeteskost ○ Sonstiges			
Essen	○	○	○	Trinkmenge: ○ Normal ○ Wenig ○ Braucht Anregung			
Trinken	○	○	○				

Formblatt: Pflegeanamnese stationär — 153

6. Körpertemperatur regulieren
Temperatur: _____ °C normal ○ Bemerkungen: _____

7. Atmen
Atmung: _____ eingeschränkt ○ Sonstiges ○ Bemerkungen: _____
Atmung: _____ A/min.

8. Sich sicher fühlen und verhalten
	Ja	Nein	Zeitweise	
Selbstgefährdung:	○	○	○	○ Schwesternruf:
Fremdgefährdung:	○	○	○	○ Benötigt/Fixierung (s. selbstschützende Maßnahmen):
Erkennt Gefahren:	○	○	○	Bemerkungen: _____

9. Raum und Zeit gestalten
	Ja	Nein	Zeitweise
Mit Medien:	○	○	○
Spiele:	○	○	○
Hobby:	○	○	○

Welche: _____   Tagesrhythmus bestimmende Arbeiten: (z.B. Veranstaltungen/Ausflüge) _____

10. Kommunizieren
Selbstständig ○   Benötigt Hilfe ○
Orientierung: Ja   Zeitweise   Nein
- Zeitlich: ○   ○   ○
- Örtlich: ○   ○   ○
- Persönlich: ○   ○   ○
- Situativ: ○   ○   ○

Störungen im Bereich:
- Hören ○
- Sehen ○
- Sprechen ○
- Erinnerung ○
- Wahrnehmung ○
- Konzentration ○
- Bewusstsein/Gedächtnis ○

Bemerkungen: _____

11. Kind, Frau, Mann sein
	Ja	Nein	Zeitweise
Verhält sich geschlechtsspezifisch:	○	○	○
Kann Schamgefühl ausdrücken:	○	○	○
Wahrt die Intimsphäre:	○	○	○

Bemerkungen: _____

12. Sinn finden
Seelsorge erwünscht: Ja ○ Nein ○   Zuständiger Seelsorger/Pfarrer: _____   Pflegekraft ○   Kirchengemeinde: _____

Anwesend bei der Erstellung der Pflegeanamnese
○ Patient/Bewohner   ○ Angehörige/Bezugsperson

Datum: _____   Mitarbeiterhandzeichen: _____

3.3.2 Formblatt: Pflegeanamnese Gerontopsychiatrie

Pflegeanamnese Gerontopsychiatrie

Name, Vorname: _____ Geburtsdatum: _____ Blatt-Nr.: _____

Buchner Pflegeorganisation — **Pflegeplan**

1. Kommunizieren

Orientierung	Ja	Zeitweise	Nein
Zeitlich	○	○	○
Örtlich	○	○	○
Räumlich	○	○	○
Persönlich	○	○	○

Störungen im Bereich	Ja	Zeitweise	Nein
Hören	○	○	○
Sehen	○	○	○
Sprechen	○	○	○
Erinnerung	○	○	○
Wahrnehmung	○	○	○
Konzentration	○	○	○
Bewusstsein	○	○	○

- ○ Erzählt gleiche Geschichten
- ○ Kann im Gespräch nicht folgen
- ○ Gespräch nicht möglich
- ○ Wortfindungsstörung
- ○ Vergesslichkeit
- ○ Vereinfachte Sprache
- ○ Verlangsamte Sprache
- ○ Kennt Wortbedeutungen nicht
- ○ Verringerter Wortschatz
- ○ Verlernt Sprechen
- ○ Akustische Halluzinationen
- ○ Optische Halluzinationen
- ○ Verlangsamtes Denktempo
- ○ Störung des Erkennens (Agnosie)
- ○ Erinnerungsstörung

Bemerkung/Ressourcen: _____   ○

2. Sich bewegen

	Selbstständig	Teilweise	Unselbstständig
Außerhalb des Bettes	○	○	○
Im Bett/Lagerung	○	○	○
Sitzen	○	○	○

- ○ Ruhelosigkeit
- ○ Unfähigkeit zur Ausführung von Bewegungen (Apraxie)
- ○ Verlangsamte Bewegungen

Bemerkung/Ressourcen: _____   ○

3. Vitale Funktionen des Lebens aufrecht erhalten

Atmung: _____ A/min. Puls: _____ S/min. RR: _____ mm/Hg Temperatur: _____ °C Gewicht: _____ kg Blutzucker: _____ mg/%

○ Anfallsleiden   ○ Hyperventilation

Bemerkung/Ressourcen: _____   ○

4. Sich pflegen

	Selbstständig	Teilweise	Unselbstständig
Waschen	○	○	○
Duschen	○	○	○
Baden	○	○	○
Mund-, Zahnpflege	○	○	○
Rasur	○	○	○
Nagel-, Fußpflege	○	○	○
Haarpflege	○	○	○

Hautzustand: ○ intakt ○ trocken ○ feucht
Hautschäden (Ulzera, Dekubitus, Hämatom): _____

○ Waschzwang
○ Unfähigkeit, zweckmäßige Bewegungen auszuführen

Bemerkung/Ressourcen: _____   ○

5. Essen und Trinken

	Selbstständig	Teilweise	Unselbstständig
Essen	○	○	○
Trinken	○	○	○

Ernährungszustand: ○ Normal ○ Kachektisch ○ Adipös ○ Exsikkiert
Kostform: ○ Normal ○ Vegetarisch ○ Vollwert ○ Diabetes ○ Sondenkost ○ Sonstiges
Trinkmenge: ○ Normal ○ Wenig ○ Braucht Anregung

- ○ Übersteigerte Nahrungsaufnahme
- ○ Nahrungsverweigerung
- ○ Hortet Nahrungsmittel
- ○ Appetitlosigkeit
- ○ Wahnvorstellungen bzgl. Nahrung
- ○ Geschmackshalluzinationen

Bemerkung/Ressourcen: _____   ○

6. Ausscheiden

	Nein	Teilweise	Ja
Benutzung der Toilette	○	○	○

	Selbstständig	Teilweise	Unselbstständig
Ankleiden	○	○	○
Auskleiden	○	○	○

Hilfsmittel vorhanden: ○ Ja ○ Teilweise ○ Nein
Benötigt Hilfsmittel: ○ Ja ○ Teilweise ○ Nein
Welche? ______

Keine situationsgerechte Kleidung ○
Falsch herum angezogene Kleidung ○
Nicht zusammenpassende Kleidung ○
Unvollständige Bekleidung ○
Vernachlässigung der Kleidung ○

______ ○

8. Ruhen und Schlafen

	Ja	Teilweise	Nein
Tag- und Nachtrhythmus:	○	○	○
Dämmern:	○	○	○
Mittagsschlaf:	○	○	○
Einschlafstörungen:	○	○	○
Durchschlafstörungen:	○	○	○

	Ja	Teilweise	Nein
Schlaflosigkeit:	○	○	○
Schlafmedikamente:	○	○	○

Welche? ______
Schlafgewohnheiten: ______

Nächtliches Herumirren ○
Klagen über Müdigkeit ○

Bemerkung/Ressourcen: ______ ○

9. Sich beschäftigen

	Ja	Teilweise	Nein
Mit Medien:	○	○	○
Hobby:	○	○	○
Spiele:	○	○	○
Alltägliche Verrichtungen:	○	○	○

Mangelndes Konzentrationsvermögen ○ Antriebsdefizit ○
Ruhelosigkeit ○ Interessenverlust ○
Trägheit ○ Fehlender Willensantrieb ○
Unsinniges Verrücken von Gegenständen ○ Mangelnde Motivation ○

Bemerkung/Ressourcen: ______ ○

10. Sich als Mann und Frau fühlen

	Ja	Teilweise	Nein
Verhält sich geschlechtsspezifisch:	○	○	○
Kann Schamgefühl ausdrücken:	○	○	○
Wahrt die Intimsphäre:	○	○	○

Völlige Aufgabe des Schamgefühls ○
Wahnvorstellungen ○
Halluzinationen ○

Bemerkung/Ressourcen: ______ ○

11. Für eine sichere Umgebung sorgen

	Ja	Teilweise	Nein
Selbstgefährdung:	○	○	○
Fremdgefährdung:	○	○	○
Erkennt Gefahren:	○	○	○

Orientierungsschwäche ○

Bemerkung/Ressourcen: ______ ○

12. Soziale Bereiche des Lebens sichern

Lebt allein ○ Lebt mit: ______
Hat Kontakt zu: ______

Vermeidet Kontakt ○ Wahnvorstellungen ○
Verlust soz. Fertigkeiten ○ Verfolgungsgedanken ○
Erkennt Personen nicht ○ Störungen im Sozialverhalten ○

Bemerkung/Ressourcen: ______ ○

13. Mit existenziellen Erfahrungen des Lebens umgehen

Existenzgefährdende Erfahrungen:

	Ja	Teilweise	Nein
Sorgen:	○	○	○
Angst:	○	○	○
Hoffnungslosigkeit:	○	○	○
Schmerzen:	○	○	○
Sterben:	○	○	○

Existenzfördernde Erfahrungen:

	Ja	Teilweise	Nein
Zuversicht:	○	○	○
Freude:	○	○	○
Wohlbefinden:	○	○	○
Hoffnung:	○	○	○

Stimmungswechsel ○
Phobien ○
Beeinträchtigtes Selbstwertgefühl ○
Verlust der Lebenslust ○
Existenzbedrohungsgefühle ○
Depression ○
Agressivität ○
Verleugnung von Defiziten ○

Bemerkung/Ressourcen: ______ ○

Anwesend bei der Erstellung der Pflegeanamnese (Die Anamnese orientiert sich an den AEDLs von M. Krohwinkel)
○ Patient/Bewohner ○ Angehörige/Bezugsperson ○ Pflegekraft Datum: ______ Mitarbeiterhandzeichen: ______

Buchner Pflegeorganisation GmbH, Bestell.-Tel: 0180/58 59 600, kostenloses Fax 0800/100 24 88 · Best.-Nr. 9206-364 · © 2001 by Buchner Pflegeorganisation GmbH · Nachdruck verboten!

ID-Nr.: 9206-364VER001/01/01/mo/10/9/8/7/6/5/4/3/2/1

Pflegeplanung

Datum	Probleme/Ressourcen/Fähigkeiten	Pflegeziel	Durchzuführende Maßnahmen/Pflegeverordnung	Zuständig	Kontrolldatum	Hdz.

3.3.3 Formblatt: Pflegeplanung

Pflegeplanung

Name, Vorname:　　　　　　　　　Geburtsdatum:　　　　　　　　　Blatt-Nr.:

Datum	Probleme/Ressourcen/Fähigkeiten	Pflegeziel	Durchzuführende Maßnahmen/Pflegeverordnung	Zuständig	Kontrolldatum	Hdz.

3.3.4 Formblatt: Dokumentation der Pflegevisite

Dokumentation der Pflegevisite I

Buchner Pflegeorganisation

Name der Einrichtung: _____ Patient/Kunde: _____

Mitarbeiter: _____ Grund: _____

○ Routinevisite   ○ Visite nach Problemstellung

Visitendurchführung: _____ Datum: _____ Uhrzeit: _____

I. Analyse der Pflegedokumentation

	Dokumentation erfüllt Kriterien					
Bewertungskriterien	voll entsprechend	entsprechend	im wesentlichen entsprechend	noch nicht entsprechend	Bemerkungen/Gründe	Maßnahmen geplant
1 Ist die Dokumentation in einem sauberen Zustand?						
2 Sind die Formulare entsprechend des Schuppenregisters abgeheftet?						
3 Werden Fehleintragungen lesbar durchgestrichen?						
4 Werden die Signalreiter benutzt?						
5 Ist das Deckblatt vollständig ausgefüllt?						
6 Anamnese: Sind alle Kriterien des Pflegemodells beurteilt worden?						
7 Sind daraus Schlüsse für die Pflegeplanung gezogen worden?						
8 Ist das Biografieblatt benutzt worden?						
9 Ist eine Pflegeplanung durchgeführt worden?						
10 Ist der Qualitätsbeurteilungsbogen regelmäßig geführt worden?						
11 Sind die Pflegeziele der Pflegeplanung überprüft worden?						
12 Sind die einzelnen Dokumentationsblätter entsprechend des Dokumentationsstandards benutzt worden?						
13 Sind alle Eintragungen mit Handzeichen versehen worden?						
14 Sind alle erbrachten Leistungen mit Handzeichen abgezeichnet worden?						
15 Werden die Leistungen der Grund- und Behandlungspflege gesondert dokumentiert?						

Geplante Maßnahmen	Bis wann	Von wem	Kontrolle durch

Nächste Pflegevisite: _____   Unterschrift: _____

Dokumentation der Pflegevisite II

Buchner Pflegeorganisation

II. Analyse des Pflegeprozesses

	Bewertungskriterien	Pflegeprozess erfüllt Kriterien				Bemerkungen/Gründe	Maßnahmen geplant
		voll entsprechend	entsprechend	im wesentlichen entsprechend	noch nicht entsprechend		
1	Wird eine theoriegeleitete Pflegeanamnese durchgeführt?						
2	Wird die Pflegeplanung anhand der in der Anamnese als problematisch erkannten Kriterien durchgeführt?						
3	Sind Probleme und Ressourcen formuliert worden?						
4	Sind die Ziele realistisch, erreichbar und überprüfbar?						
5	Stehen die geplanten Maßnahmen in Zusammenhang mit den Problemen, Ressourcen und Zielen?						
6	Sind die Maßnahmen zeitlich und in der Art der Durchführung terminiert?						
7	Werden Pflegestandards in die Maßnahmenplanung mit einbezogen?						
8	Wurden Pflegestandards den individuellen Bedürfnissen des Patienten angepasst?						
9	Werden bei der Maßnahmenplanung die Ressourcen berücksichtigt?						
10	Erfolgt die Durchführung der Pflege gemäß der Pflegeplanung?						
11	Werden bei der Durchführung die Ressourcen berücksichtigt?						
12	Werden die vereinbarten Leistungen erbracht und dokumentiert?						
13	Erfolgt die Durchführung gemäß des Pflegestandards?						
14	Werden die Pflegeereignisse in den entsprechenden Registerblättern dokumentiert?						
15	Ist der Pflegeprozess nachvollziehbar im Pflegebericht dokumentiert?						
16	Wird die Erreichung der Ziele überprüft?						
17	Findet eine Qualitätsbeurteilung statt?						
18	Erfolgt die Durchführung unter hygienischen Bedingungen?						
19	Wird der Arbeitsplatz ordentlich verlassen?						
20	Ist der Patient/Bewohner mit der Pflege zufrieden?						

Bemerkungen:

3.3.5 Formblatt: Qualitätsbeurteilung/Evaluation

Qualitätsbeurteilung/Evaluation Name, Vorname: Geburtsdatum: Blatt-Nr.:

Achtung: Eintragung Grad der Einschränkung bei Ersterfassung und bei monatlicher Kontrolle - steigende Bewertungssumme = Verschlechterung Pflegezustand, sinkende Bewertungssumme = Verbesserung Pflegezustand

ATL	Grad der Einschränkung:*	Datum:											
		Grad	Grad	Grad	Grad	Grad	Grad	Grad	Grad	Grad	Grad	Grad	Grad
Wach sein und schlafen	4 unselbstständig												
	3 teilweise unselbstständig												
	2 bedingt selbstständig												
	1 selbstständig												
	Pflegeplan Ja/Nein												
	Ziel erreicht Ja/Nein												
Sich bewegen	4 unselbstständig												
	3 teilweise unselbstständig												
	2 bedingt selbstständig												
	1 selbstständig												
	Pflegeplan Ja/Nein												
	Ziel erreicht Ja/Nein												
Sich waschen und kleiden	4 unselbstständig												
	3 teilweise unselbstständig												
	2 bedingt selbstständig												
	1 selbstständig												
	Pflegeplan Ja/Nein												
	Ziel erreicht Ja/Nein												
Essen und Trinken	4 unselbstständig												
	3 teilweise unselbstständig												
	2 bedingt selbstständig												
	1 selbstständig												
	Pflegeplan Ja/Nein												
	Ziel erreicht Ja/Nein												
Ausscheiden	4 unselbstständig												
	3 teilweise unselbstständig												
	2 bedingt selbstständig												
	1 selbstständig												
	Pflegeplan Ja/Nein												
	Ziel erreicht Ja/Nein												
	4 unselbstständig												

Buchner Pflegeorganisation

Formblatt: Qualitätsbeurteilung/Evaluation

Atmen	1 selbstständig																
	Pflegeplan Ja/Nein	J N	J N	J N	J N	J N	J N	J N	J N	J N	J N	J N	J N	J N	J N	J N	J N
	Ziel erreicht Ja/Nein	J N	J N	J N	J N	J N	J N	J N	J N	J N	J N	J N	J N	J N	J N	J N	J N
Sich sicher fühlen und verhalten	4 unselbstständig																
	3 teilweise unselbstständig																
	2 bedingt selbstständig																
	1 selbstständig																
	Pflegeplan Ja/Nein	J N	J N	J N	J N	J N	J N	J N	J N	J N	J N	J N	J N	J N	J N	J N	J N
	Ziel erreicht Ja/Nein	J N	J N	J N	J N	J N	J N	J N	J N	J N	J N	J N	J N	J N	J N	J N	J N
Raum und Zeit gestalten	4 unselbstständig																
	3 teilweise unselbstständig																
	2 bedingt selbstständig																
	1 selbstständig																
	Pflegeplan Ja/Nein	J N	J N	J N	J N	J N	J N	J N	J N	J N	J N	J N	J N	J N	J N	J N	J N
	Ziel erreicht Ja/Nein	J N	J N	J N	J N	J N	J N	J N	J N	J N	J N	J N	J N	J N	J N	J N	J N
Kommunizieren	4 unselbstständig																
	3 teilweise unselbstständig																
	2 bedingt selbstständig																
	1 selbstständig																
	Pflegeplan Ja/Nein	J N	J N	J N	J N	J N	J N	J N	J N	J N	J N	J N	J N	J N	J N	J N	J N
	Ziel erreicht Ja/Nein	J N	J N	J N	J N	J N	J N	J N	J N	J N	J N	J N	J N	J N	J N	J N	J N
Kind, Frau, Mann sein	4 unselbstständig																
	3 teilweise unselbstständig																
	2 bedingt selbstständig																
	1 selbstständig																
	Pflegeplan Ja/Nein	J N	J N	J N	J N	J N	J N	J N	J N	J N	J N	J N	J N	J N	J N	J N	J N
	Ziel erreicht Ja/Nein	J N	J N	J N	J N	J N	J N	J N	J N	J N	J N	J N	J N	J N	J N	J N	J N
Sinn finden	4 unselbstständig																
	3 teilweise unselbstständig																
	2 bedingt selbstständig																
	1 selbstständig																
	Pflegeplan Ja/Nein	J N	J N	J N	J N	J N	J N	J N	J N	J N	J N	J N	J N	J N	J N	J N	J N
	Ziel erreicht Ja/Nein	J N	J N	J N	J N	J N	J N	J N	J N	J N	J N	J N	J N	J N	J N	J N	J N
Bewertung	(Summierung der Bewertungszahlen pro Grundbedürfnis)																
Hdz.																	

Zeichenerklärung: (*) = siehe auch Pflegebegutachtungsrichtlinien: 4 = unselbstständig, 3 = teilweise unselbstständig, 2 = bedingt selbstständig, 1 = selbstständig, je nach Situation ankreuzen; durch Verbindung der Kreuze ergibt sich eine Verlaufskurve.

Buchner Pflegeorganisation GmbH, Bestell.Tel: 0180/58 59 600, kostenloses Fax 0800/100 24 88 Best.-Nr. 9206-349 © 2000 by Buchner Pflegeorganisation GmbH · Nachdruck verboten!

Qualitätsbeurteilung/Evaluation

4 Lösungen

4.1 Lösung zum Arbeitsblatt 1: „Individuelle Pflegeplanung"

Was wird bei der individuellen Pflegeplanung beachtet?

a) Welches Grundrecht steht im Artikel 1 (Abs.1) des Grundgesetzes für die Bundesrepublik Deutschland?
Die Würde des Menschen ist unantastbar. Sie zu achten und zu schützen ist Verpflichtung aller staatlichen Gewalt. [Artikel 1 (Abs. 1) Grundgesetz]

b) Geben Sie fünf Beispiele aus dem Pflegealltag für Verletzungen der Grundrechte des Menschen!

❶ Zwangsweise Unterbringung von alten Menschen in Altenheimen.
  (Verletzung des Rechts auf freie Entfaltung der Persönlichkeit)

❷ Ausplaudern von geschützten Daten, z.B. Erkrankungen des Pflegebedürftigen in der Nachbarschaft bekannt geben.
  (Verletzung der geschützten Intim- und Privatsphäre)

❸ Videoüberwachung von Patienten/Bewohnern oder heimliche Tonbandaufnahmen in den Pflegeeinrichtungen. (Missachtung der Unverletzlichkeit der Wohnung)

❹ Freiheitsentzug durch Fixierung eines Menschen, ohne Einwilligung oder richterlichen Beschluss (Verletzung des Rechts auf Freiheit der Person)

❺ Abgabe der Post für Patienten/Bewohner in Pflegeeinrichtungen an Mitarbeiter. (Verletzung des Brief-, Post- und Fernmeldegeheimnisses)

c) Welche Bedürfnisse müssen daher bei der ganzheitlichen und individuellen Pflegeplanung berücksichtigt werden?
Bei der ganzheitlichen und individuellen Pflegeplanung müssen die körperlichen, geistig-seelischen und sozialen Bedürfnisse der anvertrauten Menschen erkannt, beurteilt und beachtet werden.

4.2 Lösung zum Arbeitsblatt 2: „Rechtliche Grundlagen der Pflegeplanung"

Auflösung des Kreuzworträtsels

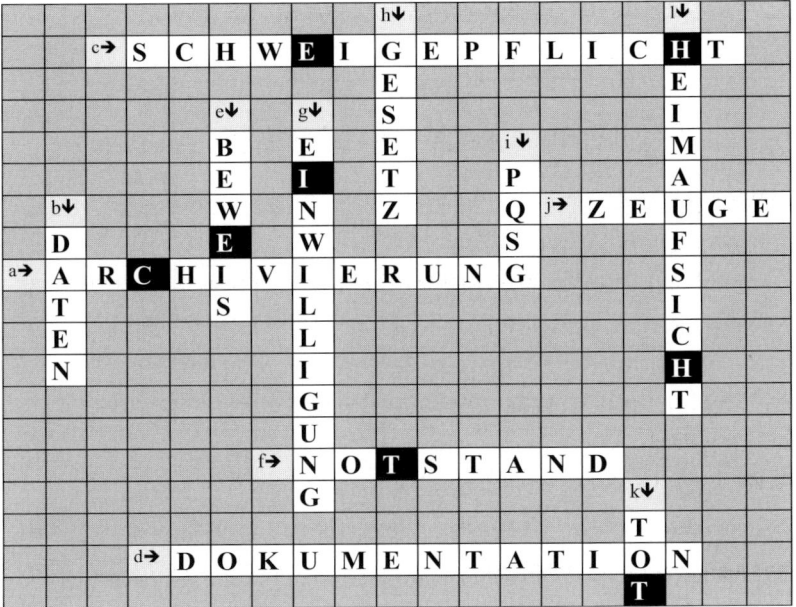

Besonders wichtig für eine korrekte Dokumentation ist die:

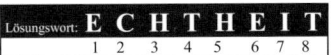

4.3 Lösung zum Arbeitsblatt 3: „Qualitätssicherung"

Die jeweilige Pflegequalitätsstufe dieser Bemerkungen lautet:

Bemerkungen zum Stadium der Pflegequalität	Stadium
1. Der zu unterstützende Mensch ist über den eigenen Haut- bzw. Körperzustand informiert. Er wird in die Planung der Haut- und Körperpflege mit einbezogen.	Optimale Pflege
2. Die Unterstützung erfolgt falsch oder wird unterlassen.	Gefährliche Pflege
3. Der zu unterstützende Mensch wird über den eigenen Haut- und Körperzustand informiert.	Angemessene Pflege
4. Es erfolgt eine Minimalversorgung.	Sichere Pflege
5. Es findet eine gezielte Beratung bezüglich der individuellen Pflege des Körpers statt.	Optimale Pflege
6. Planung und Durchführung der Körperpflege richten sich nach den stationsüblichen Richtlinien und Routineabläufen.	Sichere Pflege
7. Es erfolgt eine Aktivierung und Integration der Ressourcen des hilfsbedürftigen Menschen während der Körperpflege.	Angemessene Pflege
8. Die zu betreuende Person wird nicht mit einbezogen.	Gefährliche Pflege
9. Während der Körperpflege erhält die hilfsbedürftige Person Ansprache, wird jedoch nicht weiter informiert bzw. integriert.	Sichere Pflege
10. Das Pflegepersonal bestimmt die Vorgehensweise bei der Körperpflege.	Gefährliche Pflege
11. Die fehlerhaft durchgeführten Maßnahmen fügen dem hilfsbedürftigen Menschen Schaden zu (Zystitis, Soor, Dekubitus).	Gefährliche Pflege
12. Zeitpunkt, Dauer und Umfang werden gemeinsam abgestimmt.	Optimale Pflege
13. Die Pflegemaßnahmen werden korrekt und entsprechend der allgemeinen hygienischen Richtlinien durchgeführt.	Angemessene Pflege
14. Die individuellen Bedürfnisse werden beachtet und integriert.	Angemessene Pflege
15. Die Körperpflege wird nur mangelhaft durchgeführt (ungepflegter Eindruck).	Gefährliche Pflege
16. Alle angewandten Pflegemaßnahmen entsprechen den neuesten Erkenntnissen.	Optimale Pflege
17. Die Prophylaxen werden so durchgeführt, dass der hilfsbedürftige Mensch keinen Schaden erleidet.	Sichere Pflege
18. Die Prophylaxen werden erklärt und angewandt.	Optimale Pflege
19. Prophylaktische Maßnahmen werden ungezielt oder gar nicht durchgeführt.	Gefährliche Pflege
20. Prophylaxen werden regelmäßig geplant und umgesetzt.	Angemessene Pflege
21. Der hilfsbedürftige Mensch wird angeleitet, die Prophylaxen selbständig durchzuführen.	Optimale Pflege
22. Der hilfsbedürftige Mensch wird dahingehend aktiviert und angeleitet, dass er die Körperpflege nach der Entlassung möglichst selbständig weiterführen kann.	Optimale Pflege
23. Die Angehörigen werden in die Pflege mit integriert und angeleitet, um eine adäquate Unterstützung bieten zu können.	Optimale Pflege
24. Während der Körperpflege findet keine verbale Kommunikation statt.	Gefährliche Pflege
25. Es findet eine fortlaufende Dokumentation der durchgeführten Tätigkeiten und Veränderungen statt.	Angemessene Pflege
26. Eine zielgerichtete Dokumentation und Evaluation ist obligatorisch.	Optimale Pflege
27. Bei Bedarf werden nachfolgende klinikexterne Dienste schriftlich bzw. mündlich präzise informiert.	Optimale Pflege
28. Es erfolgt eine Übergabe bezüglich der Auffälligkeiten bei der Pflege.	Sichere Pflege
29. Es erfolgt keine oder eine lückenhafte Dokumentation und Informationsweitergabe.	Gefährliche Pflege

4.4 Lösung zum Arbeitsblatt 4: „Informationssammung"

Für eine Pflegeanamnese empfiehlt sich die Gliederung nach den ATLs (oder AEDLs). Zum Beispiel sollten in der jeweiligen ATL folgende Aspekte berücksichtigt werden:

1. **ATL – Wachsein und Schlafen:** *Schlaf-Wachrhythmus; Nachtbetreuung; Schlafrituale; schlaffördernde Maßnahmen; Nachtmedikation; Beruhigung; Schlafstörungen.*
2. **ATL – Sich bewegen:** *Selbstständigkeit; Hilfsmittel; Dekubitus; Thrombose; Konktakturen; Aufrechterhaltung des Tonusgleichgewichts von Bewegung und Statik; Lähmungen.*
3. **ATL – Sich waschen und kleiden:** *Unabhängigkeit in Bezug auf die persönliche Pflege; aktivierende Pflege; Hautbeobachtung; Haut-, Haar-, Nagelpflege; Kleidung; Hygiene.*
4. **ATL – Essen und trinken:** *Flüssigkeitsaufnahme; Exsikkose; Adipositas; Kachexie; Appetit; Diät; Verdauung; Obstipation; Diarrhoe; Essen reichen; künstliche Ernährung.*
5. **ATL – Ausscheiden:** *Urin- und Stuhlinkontinenz; Flüssigkeitsbilanzierung; Intimpflege; Stomapflege; Erbrechen; Sputum; Schweiß; Beobachtung und Kontrolle der Ausscheidung.*
6. **ATL – Regulierung der Körpertemperatur:** *Wärme- und Kälteregulation; Wärmezufuhr; Wickel und Auflagen; physikalische Therapien und Kneipp-Anwendungen; Fußbäder; Fieber.*
7. **ATL – Atmen:** *Sauerstoffzufuhr; Kohlendioxidabgabe; Atemtyp; Atemfrequenz; Frischluftzufuhr; sekretlösende Maßnahmen; Pneumoniegefahr; Atemgymnastik, -therapie.*
8. **ATL – Für Sicherheit sorgen:** *Vorbeugung von Gefahren; Infektionsgefährdung; Verletzung; Sturzrisiko; Prophylaxe; Orientierungshilfen; Aufklärung; Unterstützung.*
9. **ATL – Raum und Zeit gestalten:** *Aktivität; Passivität; Arbeit; Freizeit; Selbstwertgefühl; sinnvolle Beschäftigung; Biografie-Arbeit; Vermeidung von Langeweile; Gruppenarbeit.*
10. **ATL – Kommunizieren:** *kommunikative Fähigkeiten; Körpersprache; Sprachstörungen; Logopädie; Gesprächskreise; Briefwechsel; Telefonverbindungen; Hilfsmittel; Förderung.*
11. **ATL – Sich als Mann oder Frau fühlen und verhalten:** *Wahrung der Intimsphäre; offene Altenhilfe; keine feste Besuchszeit; sexuelle Neigungen von Mann und Frau.*
12. **ATL – Sinn finden:** *Bewältigung von Lebens- und Entwicklungsprozessen; Religionszugehörigkeit; Krisenintervention; psychische Betreuung; Ressourcenorientierung.*

4.5 Lösung zum Arbeitsblatt 5: „Ressourcen und Pflegeprobleme"

Eine beispielhafte Ressource (R) und ein Pflegeproblem (P) je AEDL:

1. AEDL – Ruhen und Schlafen:
   (R) Frau... *hat einen geregelten Schlaf-Wach-Rhythmus.*
   (P) Herr... *hat ein gesteigertes Schlafbedürfnis.*

2. AEDL – Sich bewegen:
   (R) Herr... *machten jeden morgen Bewegungsübungen.*
   (P) *Kontrakturgefahr (aufgrund von Bewegungsmangel).*

3. AEDL – Sich pflegen:
   (R) *Die Haut ist intakt und gepflegt.*
   (P) Herr... *hat eine Soorinfektion (Mundschleimhautentzündung).*

4. AEDL – Sich kleiden:
   (R) Frau... *ist sehr an Mode interessiert.*
   (P) *Abhängigkeit beim An- und Auskleiden (aufgrund der Demenz).*

5. AEDL – Essen und trinken:
   (R) Herr... *trinkt ausreichend.*
   (P) Frau.... *hat Schluckstörungen (Aspirationsgefahr).*

6. AEDL – Ausscheiden:
   (R) *Urin- und Stuhlkontinenz.*
   (P) Frau... *ist obstipationsgefährdet, weil sie zu wenig trinkt.*

7. AEDL – Vitale Funktionen des Lebens aufrecht erhalten:
   (R) *Stabile Kreislauflage.*
   (P) Frau... *hat (aufgrund ihrer Infektion) zeitweise mäßiges Fieber.*

8. AEDL – Für eine sichere Umgebung sorgen:
   (R) Frau... *ist voll orientiert.*
   (P) *Infektionsgefahr (aufgrund des Blasenverweilkatheters).*

9. AEDL – Sich beschäftigen:
   (R) Frau... *beschäftigt sich gern mit Handarbeit.*
   (P) Herr... *ist (aufgrund depressiver Verstimmung) sehr demotiviert.*

10. AEDL – Kommunizieren:
    (R) Frau... *erzählt gerne etwas von sich.*
    (P) Herr... *kann (aufgrund motorischer Aphasie) kaum Wünsche äußern.*

11. AEDL – Sich als Mann oder Frau fühlen und verhalten:
    (R) Herr... *besucht einen Tanzkurs.*
    (P) Frau... *akzeptiert keine männlichen Pflegekräfte.*

12. AEDL – Soziale Bereiche des Lebens sichern:
    (R) Herr... *hat eine große Familie.*
    (P) Frau... *fühlt sich sehr einsam und jammert nach ihre Familie.*

13. AEDL – Mit existenziellen Bereichen des Lebens umgehen:
    (R) Frau... *betet gerne.*
    (P) Herr... *macht sich Sorgen über seine berufliche Zukunft.*

4.6 Lösung zum Arbeitsblatt 6: „Pflegeziele"

Die korrekt formulierten Pflegeziele sind angekreuzt.

X	1. Herr... trocknet sich selbstständig ab. (kann auch eine Ressource sein!)
	2. Herr... wird am Waschbecken gewaschen. (Pflegemaßnahme!)
X	3. Herr... geht jeden Tag spazieren (und fühlt sich wohl dabei).
	4. Herr... erhält Diätkost [12 BE]. (Pflegemaßnahme!)
	5. Herr... bekommt nur noch 2000 kcal/Tag zu essen. (Pflegemaßnahme!)
	6. Herr... wird über die Folgen des Übergewichts informiert. (Pflegemaßnahme!)
X	7. Wahrung der Intimsphäre.
	8. Stuhlgang beobachten. (Pflegemaßnahme!)
	9. Intimpflege durchführen. (Pflegemaßnahme!)
X	10. Intakte Haut (Herr... hat intakte Haut).
X	11. Herr... soll (hat) sein Gewicht (ge-)halten.
X	12. Herr... soll (hat) nicht weiter zunehmen (zugenommen).
	13. Herr... ist stuhlinkontinent. (Pflegeproblem!)
X	14. Förderung der Darmperistaltik.
X	15. Regelmäßiger weicher Stuhlgang.
	16. Verdauung fördern. (zu ungenau, im Ggs. zu Nr. 14 und 15)
X	17. Herr... akzeptiert die Hilfe (in der ATL "Ausscheiden").
	18. Hautdefekt am Steißbein, ca. 2 cm Durchmesser. (Pflegeproblem!)
X	19. Herr... redet über seine Angst.
X	20. Herr... geht in vier Tagen ohne Hilfe zur Toilette.

4.7 Lösung zum Arbeitsblatt 7: „Pflegemaßnahmen"

Was ist bei der Erstellung von Pflegestandards zu beachten?

a) Nach den Richtlinien des ICN ist bei der Erstellung von Pflegestandards ist zu beachten: Pflegestandards sollen...

1. ... der Erreichung eines festgelegten Zieles dienen. Zweck ist das Festlegen der Qualität von Dienstleistungen.
2. ... auf klaren Definitionen von beruflicher Tätigkeit beruhen.
3. ... eine größtmögliche Entwicklung des Berufes im Einklang mit dessen potenziellen gesellschaftlichen Beitrag fördern.
4. ... umfassend und flexibel sein, um ihren Zweck zu erfüllen und Freiraum für Wachstum und Veränderungen zu ermöglichen.
5. ... ein allgemein gleiches Niveau der Berufsausübung fördern und zur beruflichen Identität und Beweglichkeit ermutigen.
6. ... die Gleichberechtigung der Berufsgruppen anerkennen.
7. ... so formuliert sein, dass im Beruf ihre Anwendung und ihr Nutzen erleichtert wird.

b) Vervollständigter Lückentext:

Pflegestandards dienen der **Durchführung** von Pflegemaßnahmen und ermöglichen eine Sicherung und **Steigerung** der Pflegequalität. Sie verbessern die Nachweisbarkeit, Transparenz und **Beurteilung** pflegerischer Leistungen. Der Pflegeaufwand hinsichtlich des materiellen, **personellen** und **zeitlichen** Aufwandes wird nachvollziehbar. Pflegestandards gewährleisten ein **einheitliches Vorgehen** des Pflegepersonals bei der Betreuung und Pflege des Patienten. Sie unterstützen bei rechtlichen Auseinandersetzungen die **Beweisführung**. Das Aufstellen von Standards führt zwangsläufig zu einer Überprüfung der bisherigen **Pflegemaßnahmen**. Weiterhin bieten Standards eine Chance, den Pflegeaufwand im psycho-sozialen Bereich darzustellen und nachzuweisen. Bei allen Vorteilen von Pflegestandards ist zu beachten, dass **individuelle Bedürfnisse** oder auch situative und umgebungsabhängige Bedingungen Abweichungen vom vorgegebenen Standard erfordern können. Dieses muss in der **Pflegedokumentation** aufgeführt und **begründet** werden.

4.8 Lösung zum Arbeitsblatt 8: „Durchführung der Pflege"

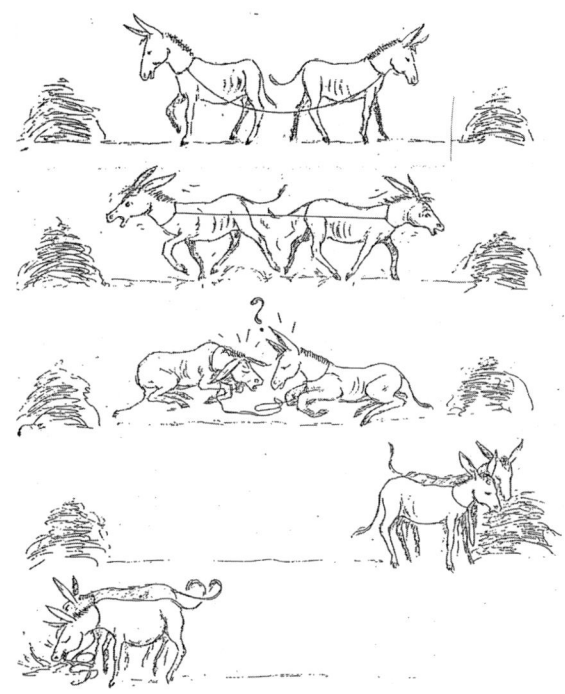

a) Was sagt die obige Zeichnung im Hinblick auf ein „Pflegeteam" aus?
Die Zeichnung verdeutlicht auf humorvolle Weise, wie schwer es sich Pflegekräfte machen, die nicht bereit sind, im Team zu arbeiten und wie gut es funktionieren kann, wenn sie die Pflege planen und sich untereinander absprechen.

b) Wodurch ist Ihrer Ansicht nach eine gute Teamarbeit gekennzeichnet?
Mögliche Antworten:
- die Bereitschaft, einander zuzuhören; sich abzusprechen (gemeinsam Pflege zu planen);
- Wertschätzung der Teamarbeit (sowohl der eigenen Arbeit als auch der Leistungen der KollegInnen);
- alle Beteiligten (Patient, Angehörige, examinierte und ungelernte Pflegekräfte) sind gleichrangig zu betrachten;
- Prinzipien der Demokratisierung, Humanisierung und Interdependenz, d. h. bei Diskussionen über das Für und Wider von individuellen Pflegemaßnahmen darf jeder aus dem Pflegeteam der Reihe nach seine Meinung mitteilen;
- Achtung der Sach-, Persönlichkeits- und Beziehungsebene;
- destruktive Reaktionen vermeiden;
- konstruktiv (aufbauend) auf unterschiedliche Meinungen eingehen;
- sich erforderlichenfalls entschuldigen können;
- konstruktiv mit Kritik umgehen bedeutet professionelles Arbeiten.

4.9 Lösung zum Arbeitsblatt 9: „Pflegeevaluation"'

Auflösung des Silbenrätsels

1. Schwierigkeit
2. übergeordnetes Ziel
3. Abhandlung abstrakter Aussagen
4. Beurteilung
5. Grundlage der meisten Pflegetheorien
6. Standard, der die angestrebte Wirkung der Pflege beschreibt
7. Maßstab für Wert und Güte
8. findet beim Schichtwechsel statt
9. erfolgt vor dem Ausfüllen des Stammblattes
10. wird z. B. beim Bobath-Konzept erstellt
11. besonders zeitaufwändige Pflege
12. ist wichtig für eine gute Kooperation der Pflegekräfte
13. Vorgeschichte
14. zu dieser Qualitätsdimension gehört u.a. die Zufriedenheit der Patienten
15. Zeitübersicht, die bei computerunterstützter Pflegeplanung ausgedruckt werden kann

1. P = Problem
2. F = Fernziel
3. L = Leitbild
4. E = Evaluation
5. G = Ganzheitspflege
6. E = Ergebnisstandard
7. Q = Qualität
8. U = Übergabe
9. A = Aufnahmegespräch
10. L = Lagerungsplan
11. I = Intensivpflege
12. T = Teamarbeit
13. A = Anamnese
14. E = Ergebnisqualität
15. T = Terminkalender

5 Zusammenfassende Übersicht

Der Pflegeprozess besteht aus sechs Schritten:

1. Informationen sammeln
Erstellen einer individuellen Pflegeanamnese im Erstgespräch mit dem Pflegebedürftigen. Sie dient dem Aufbau und Erhalt der Beziehung und der Vertrauensbasis sowie der Sammlung von Informationen über den Pflegebedürftigen (sozialer, psychischer und physischer Hintergrund). Hilfreich dazu sind Pflegeassessments.

2. Probleme/Ressourcen erfassen
Erkennen von Einschränkungen, aber auch der vorhandenen Fähigkeiten des Pflegebedürftigen. Probleme können aktuell (z. B. schon vorhandener Dekubitus) oder potenziell (z. B. Dekubitusgefahr) oder verdeckt (z.B. unbekannte Angst) sein. Ressourcen können äußerlich (z. B. intakte Familie) oder innerlich vorhanden sein (z. B. Humor). Pflegediagnosen können die Erfassung von Problemen und Ressourcen unterstützen.

3. Pflegeziele planen
Pflegeziele müssen positiv formuliert, prägnant, realistisch und überprüfbar sein. Werden Fernziele (z. B. Idealgewicht) geplant, müssen diese noch in Teilziele/Nahziele (Frau/Herr... hat das Gewicht gehalten) unterteilt werden. Standardziele zu jeder ATL/AEDL reduzieren Formulierungschwierigkeiten.

4. Pflegemaßnahmen planen
Pflegemaßnahmen müssen praktikable Handlungsanweisungen („Bedienungsanleitungen") sein. Es ist zu klären, wann, wie, mit welchen Mitteln und wie oft welche Maßnahmen durchgeführt werden sollen. Hilfreich dazu sind Pflegestandards, die individuell angepasst werden.

5. Pflegemaßnahmen durchführen
Die Pflege ist individuell an den jeweiligen Pflegebedürftigen und seine Situation anzupassen. Es handelt sich um Unterstützungen in den ATLs/AEDLs. Was der Pflegebedürftige noch kann, soll er selbstständig durchführen (Grundsatz: Aktivierende Pflege). Hilfreich ist eine gute Teamarbeit.

6. Pflegeerfolg bewerten
Es wird überlegt, ob die geplanten Pflegeziele erreicht wurden oder nicht. Wie reagiert der Pflegebedürftige auf die Pflegemaßnahmen? Wie ist jetzt ihr/sein Befinden? Wurde das Ziel erreicht (Rehabilitation)? Wenn nicht, würde der Pflegeprozess wieder von vorne beginnen (= Infosammlung: Ziel nicht erreicht, weil...). Die Pflegebeurteilung geschieht am besten mithilfe der Pflegevisite!

Liste der Abbildungen und Formblätter

		Seite
Abb. 1:	Die sechs Schritte des Pflegeprozesses	18
Abb. 2:	Bedürfnispyramide nach Maslow	29
Abb. 3:	Pflegebedürftigkeit (BMG/Globus)	33
Abb. 4:	Pflegestandards (Vivendi®/Connext)	41
Abb. 5:	Nortonskala (Vivendi®/Connext)	42
Abb. 6:	Gefährdungskala (Vivendi®/Connext)	43
Abb. 7:	RUMBA-Forderungen	44
Abb. 8:	Bewertungskriterien von Pflegestandards	45
Abb. 9:	Fragebogenmuster für Pflegebedürftige zur Qualitätssicherung	58
Abb. 10:	Medikamentenverwaltung (Vivendi®/Connext)	66
Abb. 11:	Medikamentenbestellblatt (Vivendi®/Connext)	67
Abb. 12:	Medikamenteninfos (Vivendi®/Connext)	68
Abb. 13:	PLAISIR®-Formular „Gustav"	69
Abb. 14:	PLAISIR®-Formular „Gustav"	70
Abb. 15:	PLAISIR®-Formular „Gustav"	71
Abb. 16:	PLAISIR®-Formular „Gustav"	72
Abb. 17:	Stationsgrafik (Open Med®/GWI)	81
Abb. 18:	Pflegeanamnese 1 (Open Med®/GWI)	82
Abb. 19:	Schritt 1/6: Informationssammlung	83
Abb. 20:	Pflegeanamnese 2 (Open Med®/GWI)	84
Abb. 21:	Pflegeanamnese 3 (Open Med®/GWI)	85
Abb. 22:	Stammdaten (Vivendi®/Connext)	86
Abb. 23:	Wunddokumentation (Vivendi®/Connext)	87
Abb. 24:	Wunddokumentation-Foto (Vivendi®/Connext)	88
Abb. 25:	Schritt 2/6: Probleme und Ressourcen erkennen (Buchner Pflegeorganisation)	95
Abb. 26:	Schritt 3/6: Ziele definieren (Buchner Pflegeorganisation)	101
Abb. 27:	Lagerungsplan (Open Med®/GWI)	106
Abb. 28:	Pflegedurchführung (Vivendi®/Connext)	113
Abb. 29:	Pflegeplanung gesamt (Vivendi®/Connext)	114
Abb. 30:	Pflegeplanung – Übersicht (Open Med®/GWI)	115
Abb. 31:	Pflegeplanung (Open Med®/GWI)	116
Abb. 32:	Schritt 6/6 – Bewertung (Buchner Pflegeorganisation)	119
Abb. 33:	Pflegebericht (Vivendi®/Connext)	121
Abb. 34:	Pflegeplanungsbericht (Vivendi®/Connext)	122
Abb. 35:	Hauptansicht mit Vitalwerten (Vivendi®/Connext)	124
Abb. 36:	Vitalzeichen (Open Med®/GWI)	125
Abb. 37:	Schichtübergabe (Vivendi®/Connext)	128
Abb. 38:	Evaluierung (Vivendi®/Connext)	129
	Formblätter (Buchner Pflegeorganisation)	152
	Pflegeanamnese stationär	152
	Pflegeanamnese Gerontopsychiatrie	154
	Pflegeplanung	157
	Dokumentation der Pflegevisite I und II	158
	Qualitätsbeurteilung/Evaluation	160

Literaturverzeichnis

Barth, M.: Qualitätsentwickung und -sicherung in der Altenpflege.
    München: Urban und Fischer, 1999

Büker, H-J.: Altenpflege als Beruf.
    Hannover: Vincentz, 3. Aufl. 1995

Buchner Pflegeorganisation GmbH: Pflegeorganisation 2001
    Katalog: Stationär. Raisdorf, 2001

Buchner Pflegeorganisation GmbH: Pflegeorganisation 2002
    Katalog: Ambulant. Raisdorf, 2002

Bundesministerium für Arbeit und Sozialordnung:
    Pflegeversicherungsgesetz. Bonn, 1994

Bundesministerium für Gesundheit:
    Infektionsschutzgesetz. Berlin, 2000

Bundeszentrale für politische Bildung:
    Grundgesetz der Bundesrepublik Deutschland. Bonn, 1996

C&S Insitut: Das PQsG im Überblick. In: Heilberufe 1/2002,
    Berlin: Urban & Vogel

C&S Pflegemanager Version 3.0: Anwenderhandbuch.
    Augsburg: C&S Computer und Software, 1997

Connext Communication GmbH. Vivendi, Paderborn 2002

Deutscher Berufsverband für Pflegeberufe e. V.:
    Altenpflege im DBfK. Eschborn: DBfK, 1994

Doenges, M./Moorhouse, M.: Pflegediagnosen und
    Maßnahmen. Bern: Huber, 2. Aufl. 1994

Eisenbart, A./Langer G.: Noch in den Kinderschuhen.
    EDV zur Dokumentation der Pflege.
    In: Heilberufe 1/2000, Berlin: Urban & Vogel

Fiechter, V./Meier, M.: Pflegeplanung.
    Basel: Recom, 7. Aufl. 1990

Gennrich, R./Nakielske, H.: 131 Minuten durchschnittlicher Pflegebedarf pro Tag. In: Pro Alter 3/2000, Köln: Kuratorium Deutsche Altershilfe

Gertz, B.: Die Pflegedienstleitung. Bern: Huber, 2. Aufl. 2002

Giebing, H.: Pflegerische Qualitätssicherung. Bocholt: Eicanos, 1996

Goossen W.: Pflegeinformatik. Wiesbaden: Ullstein Medical, 1998

Gordon, M./Bartholomeyczik, S.: Pflegediagnosen. München: Urban und Fischer, 2001

GWI: ORBIS® OpenMed. (Produktbeschreibung), Köln: GWI Medica GmbH 1999

Höfert, R.: Pflegethema: Spannungsfeld Recht. Stuttgart: Thieme, 1998

Juchli, L.: Pflege. Stuttgart: Thieme, 8. Aufl. 1997

Kämmer, K.: Ein starkes Team. In: Pflegen ambulant, 12. Jahrg. 5/2001, Melsungen: Bibliomed

Kellnhauser, E.: Der diagnoseorientierte Pflegeprozess. Melsungen: Bibliomed, 1998

Kieschnick, H.: PLAISIR© in der Diskussion. Interview in: Pro Alter 3/2002, Köln: Kuratorium Deutsche Altershilfe

Klee, K.: Die Pflegeanamnese als Basis der patientenorientierten Pflege. In: Pflegezeitschrift 5/1995, Stuttgart: Kohlhammer

Klie T.: Pflegeversicherung. Hannover: Vincentz, 6. Aufl. 2001

Körting, G.: Unterrichtsbuch für die freiwillige weibliche Krankenpflege. Berlin: Mittler, 3. Aufl. 1913

Kreitz, R.: Bei Bedarf mehr Leistung. In: Altenpflege 1/2002, Hannover: Vincentz

Kurtenbach, H./Golombek, G./Siebers, H.: Krankenpflegegesetz. Stuttgart: Kohlammer, 5. Aufl. 1998

Lauer, A.: Professionalisierung durch pflegerische Klassifikationssysteme. In: Die Schwester/Der Pfleger 2/3 2000, Melsungen: Bibliomed

Lay, R./Menzel, B.: DRGs in der Pflegepraxis. Was kommt auf die Pflege zu? In: Heilberufe 8/2001, Berlin: Urban und Vogel

Martin, J.: Pflegestandards. Stuttgart: Kohlhammer, 1999

MDS: Richtlinien der Spitzenverbände der Pflegekassen zur Begutachtung von Pflegebedürftigkeit nach dem XI. Buch des Sozialgesetzbuches. Essen: Medizinischer Dienst der Spitzenverbände der Krankenkassen e. V., 1997

Müller, T.: Fehlbelegung ist mangelnde Dokumentation.
In: Pflegezeitschrift 2/2000, Stuttgart: Kohlhammer

Müller, T.: Anschluss an ein weltweites System. In: Heilberufe
11/2001, Berlin: Urban & Vogel

Müller, U.: Der Krankenpflegeprozess. Basel: Recom, 1986

Nakielski, H.: Ermittlung der erforderlichen Pflegezeit mit PLAI-SIR*SYMBOL 227 \f „Symbol" \s 11.
In: Pro Alter 3/2000, Köln: Kuratorium Deutsche Altershilfe

Rath, E./Biesenthal, U.: Pflegeplanung und Pflegedokumentation.
In: Pflegezeitschrift 12/1994, Stuttgart: Kohlhammer

Ruhe, D.: Was bringt das neue PQsG? In: Heilberufe
11/2001, Berlin: Urban & Vogel

Schäfer, W./Jacobs, P.: Praxisleitfaden Stationsleitung.
Stuttgart: Kohlhammer, 2002

Schäffler, A./Menche, N./Bazlen, U./Kommerell, T.: Pflege Heute.
Stuttgart: Fischer, 2. Aufl. 1998

Schulte-Sasse, H: Qualitätssicherung in der Medizin.
In: Dr.med. Mabuse; 2/3 1997, Frankfurt am Main: Mabuse

Stiller, S.: Unterrichtseinheit Pflegeplanung.
Düsseldorf: Optiplan,1989

Stösser, A. v.: Pflegestandards. Erneuerung der Pflege durch
Veränderung der Standards. Berlin: Springer, 3. Aufl. 1994

Swoboda, B.: Zeitkorridore. Pflegen nach Minuten.
Berlin: Sozialpädagogisches Institut, 1999

Weigert, J.: Pflegestandards – Altenpflege.
Hagen: Brigitte Kunz, 1996

Wettenstein, A./Conzelmann, M./ Heiß, H.W.: Checkliste Geriatrie.
Stuttgart: Thieme, 2. Aufl., 2001

Zegelin-Abt, A.: Die Übergabe – ein überflüssiges Relikt?
In: Heilberufe 1/1998, Berlin: Urban & Vogel

Stichwortverzeichnis

A

Absicherung 118, 126
AEDL 37 f., 89
Aktivitäten des Lebens 29
Altenpflegegesetz 20
Anzeigepflicht 23
Arbeitsanleitung 126
Archivierung 21
ATL 37, 89
ATL-Leiter 36
Aufnahme 75

B

Bedürfnispyramide 28 f.
Begutachtung 49
Behandlungspflege 60
Benutzerrechte 63
Berufung 16
Beurteilung 118
Bewertung 119
Bewertungskriterien 45, 158
Beziehungsprozess 12, 47
Beziehungsqualität 76

D

Datenschutz 21
Datensicherung 64
Diätetik 30
Dokumentation 24
Dokumentationspflicht 20
DRG 33 ff.

E

EDV-Unterstützung 63
Eigenständigkeit 30
Einstellung 53
Entlassung 92
Erfolgserlebnisse 100
Ergebnisqualität 51 f.
Ergebnisstandards 44
Erstgespräch 78 f.

E

Evaluation 126, 160
Evaluationsaufwand 65

F

Fallbeispiel 132, 141
Fernziel 98 f., 108
Fieberkurve 123
Finanzierung 118
Formulierungshilfen 93
Fragebogenaktion 59
Funktionspflege 59

G

Ganzheitlichkeit 36
Gesundheit 10
Grundpflege 60
Grundrechte 11

H

Handlungsanweisung 105
Handzeichen 123

I

ICN 9, 91, 107, 109
Individualität 11, 110
Individualpflege 59
Informationsblatt 73
Informationsquellen 75
Informationssammlung 73, 75 ff., 89
Intensivpflege 60

J

Juchli 37

K

Klassifikationssysteme 90
Kommunikation 36
Kontrollfunktion 130
Kooperation 110 f.
Korrektur 130

Kostenfrage 126
Krankenpflegegesetz 18
Krankheit 10
Krohwinkel 37

L

LA 37 f.
Lagerungsplan 105
Lebensprozesse 112

M

Medikamentenverwaltung 66
Meldepflicht 23
Menschenbild 10
Menschenwürde 11, 24
Mobilfunk 111

N

Nah-/Teilziele 100
Nahziel 98 f., 108
Normalpflege 60
Nortonskala 42

O

Objektivität 77, 94

P

Pflegeanamnese 65, 152, 154
Pflegeaufwand 109
Pflegebedarf 25
Pflegebedürftigkeit 30 f., 33
Pflegebericht 107, 120 f., 123
Pflegebeurteilung 123
Pflegediagnosen 90 f.
Pflegedokumentation 40, 62, 118
Pflegedurchführung 113
Pflegeergebnisse 91
Pflegeevaluation 48, 126
Pflege, individuelle 110
Pflegeintensität 130
Pflegeinterventionen 91
Pflegekonzept 28
Pflegekosten 18
Pflegeleitbild 27
Pflegemaßnahmen 91, 105
Pflegemodell 28
Pflegeplanung 114
Pflegeprobleme 79, 90 ff., 94, 108
Pflegeprozess 12
Pflegequalität 39, 40, 45 f., 48, 53 ff., 109, 118, 130

Pflegestandards 39 ff., 44 f., 54, 105, 107, 109
Pflegestufe 31 f.
Pflegetheorie 27
Pflegeübergabe 126
Pflegeverlauf 118
Pflegeversicherungsgesetz 31
Pflegeverständnis 17, 54
Pflegevisite 126, 130, 158 f.
Pflegewissenschaft 16
Pflegezeitbemessung 65
Pflegeziel 46 f., 98, 105
Pflegeziele 44, 91, 97
PLAISIR 65
PQsG 25
Probleme 91 f.
– aktuelle 92
– generelle 92
– potenzielle 92
– verdeckte 91
Prozessqualität 51 f.
Prozessstandard 44

Q

Qualitätsdimension 51, 131
Qualitätssicherung 45, 61
Qualitätsstandards 34
Qualitätsstufenmodell 53 f.
Qualitätszirkel 57 f.

R

Rechtsstreit 118
Regelkreis 47
Regulativ 130
Reliabilität 77
Ressourcen 90, 94
RUMBA-Forderungen 44, 54

S

Schadensfall 118
Schichtübergabe 125, 130
Schweigepflicht 21 ff.
Selbstheilungskräfte 90
SOLL-/IST-Vergleich 54
Stammblatt 79 f., 123
Strafgesetzbuch 22
Strukturqualität 51
Strukturstandard 44
Suggestion 74
Systemverwalter 64
Systemverwaltung 63

T

Teamarbeit 111, 117
Teilziele 100
Terminkalender 111
Transparenz 65, 109
TZI 112

U

Unstimmigkeiten 112

V

Validität 77
Verlaufsdokumentation 120
Vernetzung 62
Vertrauensbasis 73

Verweildauer 33
Vitalwerte 123
Vitalzeichen 125
Vorbild 59

W

Wechselwirkung 47
WHO 39, 91

Z

Zeitkorridore 49 f.
Zeitnot 74
Zielverfehlung 130
Zimmerpflege 60

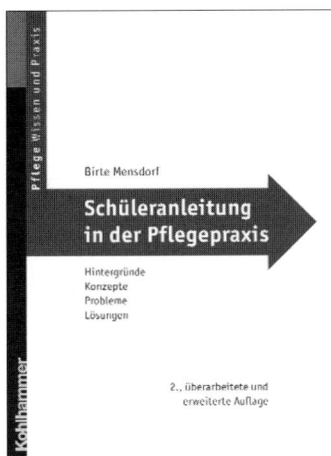

Birte Mensdorf

Schüleranleitung in der Pflegepraxis

Hintergründe, Konzepte, Probleme, Lösungen

2., überarb. und erw. Auflage 2002
216 Seiten mit 11 Abb. und 42 Übersichten. Kart.
€ 18,–
ISBN 3-17-017577-7

Pflege Wissen und Praxis

Examiniertes Krankenpflegepersonal ist gesetzlich zur praktischen Anleitung von Auszubildenden verpflichtet. Viele Pflegekräfte fühlen sich jedoch nicht hinreichend auf diese Aufgabe vorbereitet. Sie sollen durch das vorliegende Buch dazu ermutigt werden, die Pflicht zur Schüleranleitung als positive Herausforderung anzusehen, die sich durch gezielte Planung und die Anwendung fundierter Anleitungsmethoden gut bewältigen lässt.

In diesem Sinne vermittelt Birte Mensdorf zunächst die notwendigen Kenntnisse über effektive Lernprozesse in der Pflegepraxis. Nach Erläuterung der unterschiedlichen Anforderungsschwerpunkte der einzelnen medizinischen Fachgebiete geht sie detailliert auf Kommunikations- und Gesprächsführungstechniken ein. Dabei thematisiert sie auch mögliche Konfliktsituationen und Strategien zu deren Bewältigung. Abgerundet wird die Darstellung durch Tipps für die schriftliche Beurteilung der Auszubildenden und die Nutzung von Organisationshilfen. Zahlreiche Formulare und Checklisten erleichtern die Umsetzung der durch die Lektüre erworbenen Kenntnisse in die Anleitungspraxis. Für die 2. Auflage dieses bewährten Werkes wurden die Kapitel über Lernmodelle, Anleitungsmethoden und Konfliktbewältigung wesentlich erweitert.

Die Autorin:

Birte Mensdorf, Krankenschwester und Lehrerin für Pflegeberufe mit langjähriger Unterrichtserfahrung, arbeitet im Referat Öffentlichkeitsarbeit der Ev. Diakonissenanstalt Stuttgart.

www.kohlhammer.katalog.de

W. Kohlhammer GmbH · Verlag für Krankenhaus und Pflege
70549 Stuttgart · Tel. 0711/7863 - 7280 · Fax 0711/7863 - 8430

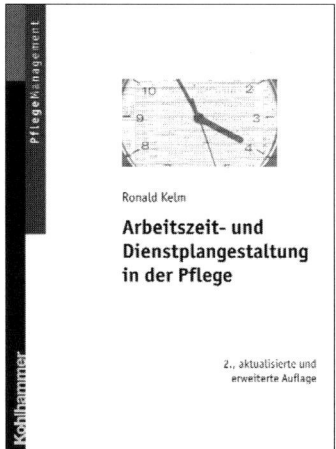

Ronald Kelm
Arbeitszeit- und Dienstplangestaltung in der Pflege

2., aktualisierte und erw. Aufl. 2003
320 Seiten. Kart.
€ 19,–
ISBN 3-17-017604-8

Pflege Management

Die Missachtung von Arbeitszeitrecht und Trarifverträgen führt in Krankenhäusern und Pflegeeinrichtungen häufig zu Konflikten und Demotivation. Diesem Problem entgegenzuwirken, stellt daher eine bedeutende Herausforderung für alle Pflegedienst- und Stationsleitungen dar. Vor diesem Hintergrund vermittelt Ronald Kelm zunächst das erforderliche rechtliche Basiswissen und behandelt dann umfassend und ausführlich die gesetzlichen und tariflichen Vorschriften zu Arbeitszeit, Arbeitszeitmodellen sowie Erholungsurlaub in ihren Auswirkungen auf die Dienstplangestaltung. Anhand zahlreicher Fall- und Berechnungsbeispiele zeigt der Autor dabei auf gut verständliche Weise, wie die Vorschriften in die Praxis umzusetzen sind. Weitere Themen sind der Zusammenhang zwischen Dienstplan und Arbeitsorganisation und die Mitbestimmungsrechte der Betriebs- und Personalräte.
Die 2. Auflage dieses bewährten Werkes berücksichtigt das Urteil des Europäischen Gerichtshofes zum Bereitschaftsdienst vom 3. Oktober 2000. Eine wesentliche Erweiterung erfuhr das Buch außerdem durch die Aufnahme der relevanten gesetzlichen und tariflichen Vorschriften, die im Anhang abgedruckt sind.

Der Autor:
Ronald Kelm ist Pflegedienstleiter der chirurgischen Kliniken des Universitätsklinikums Kiel und seit 1990 als Dozent in der beruflichen Weiterbildung tätig.

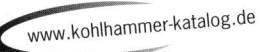

W. Kohlhammer GmbH · Verlag für Krankenhaus und Pflege
70549 Stuttgart · Tel. 0711/7863 - 7280 · Fax 0711/7863 - 8430